L'ÉLECTRICITÉ

APPLIQUÉE

AU TRAITEMENT DES MALADIES

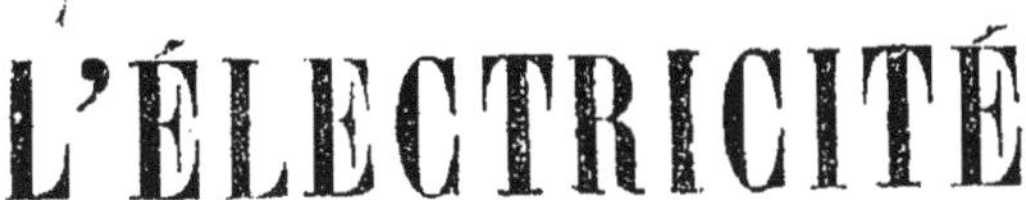

MANUEL PRATIQUE

D'ÉLECTRISATION MÉDICALE

PAR

Le Docteur DESPARQUETS

Ex-rédacteur en chef de *l'Électricité médicale*

PARIS

LEIBER, LIBRAIRE-ÉDITEUR

13, RUE DE SEINE-SAINT-GERMAIN

CHEZ L'AUTEUR, RUE DE CLÉRY, 96

1862

Droits de traduction et de reproduction réservés.

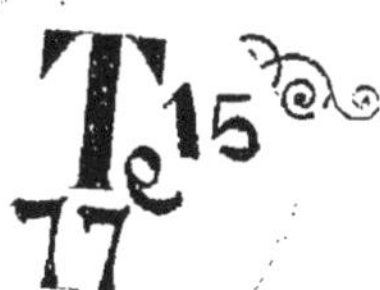

L'ÉLECTRICITÉ

APPLIQUÉE

AU TRAITEMENT DES MALADIES

Paris. — Typographie Gaittet, rue Git-le-Cœur, 7.

L'ÉLECTRICITÉ

APPLIQUÉE

AU TRAITEMENT DES MALADIES

MANUEL PRATIQUE

D'ÉLECTRISATION MÉDICALE

PAR

Le Docteur DESPARQUETS

Ex-rédacteur en chef de *l'Électricité médicale*

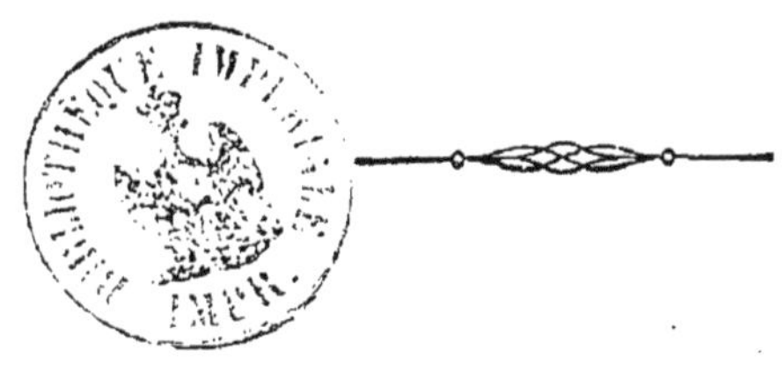

PARIS

LEIBER, LIBRAIRE-ÉDITEUR

13, RUE DE SEINE-SAINT-GERMAIN.

CHEZ L'AUTEUR, RUE DE CLÉRY, 96

1862

PRÉFACE.

L'importance qu'ont prises, dans ces derniers
temps, les applications thérapeutiques de l'électricité, l'accueil bienveillant qui a été fait à nos
publications, pendant que nous rédigions le journal l'*Electricité médicale*, nous ont engagé à
mettre en corps d'ouvrage et à livrer au public
un travail qui est, depuis de longues années, le
résultat de nos recherches et de notre expérience.

En effet, c'est en 1840, alors que nous étions
élève à l'Hôtel-Dieu, que les premières notions
des applications de l'électricité au traitement des
maladies nous furent données par les professeurs
Magendie et Récamier. Enthousiasmé des résultats merveilleux obtenus par ces maîtres illustres;
convaincu de la valeur thérapeutique de l'agent
héroïque qu'ils maniaient avec tant d'habileté,
nous n'avons cessé, depuis cette époque, d'en
étudier les effets si puissants et si efficaces, même

1.

dans des affections considérées jusque-là comme au-dessus des ressources de l'art.

Dans le cadre resserré, quoique complet, que nous nous sommes tracé, nous éviterons toute discussion théorique qui ne ferait que grossir notre livre sans élucider aucun point de cette science si vaste en applications et si riche en résultats. Nous laisserons également de côté, par égard pour la classe de lecteurs à laquelle nous nous adressons, les observations dont on a tant abusé dans les ouvrages de ce genre.

Pour que ce traité embrassât la science électrothérapique à toutes ses époques, nous avons mis à profit les travaux des savants qui se sont occupés de cette branche de la physique, dans ses applications à la médecine, depuis son origine jusqu'à nos jours. C'est ainsi que nous citerons, à titre d'hommage rendu à leur nom, MM. Jallabert, Nollet (l'abbé), Sans (l'abbé), Sigaud de la Fond, Dehaën, Tibère Cavallo, Bertholon (l'abbé), Mazars de Cazèles, Hufeland, Mauduyt, Galvani, Aldini, A. de Humboldt, Grapengiesser, Thillaye, Volta, Andrieux, Poma et Arnaud de Nancy, Sarlandière, Labaume, Fabré-Palaprat, Magendie, Récamier, J. Cloquet, Prévost et Dumas, Andral et Ratier, Arago, Ampère, Masson, Faraday, Matteucci, de la Rive, Duchenne (de Boulogne), Valérius, Remak, Middeldorpff, Gavarret, Becquerel, E. Robin, Dropsy, Nivelet, van Holsbeék, Althaus, Bekensteiner.

C'est à nos confrères que nous destinons cet ouvrage ; nous leur indiquons avec soin la marche à suivre dans les nombreuses affections qui réclament l'emploi médical de l'électricité, ainsi que le choix à faire de la méthode ou du mode d'électrisation applicable à chaque cas pathologique. Nous voulons, par là, justifier le titre de *Manuel pratique d'électrisation médicale* que nous avons donné à ce travail, et aplanir les difficultés de toutes sortes qui environnent l'opérateur à ses débuts.

Nous avons divisé ce manuel en quatre parties ou chapitres :

Le *premier* renferme un historique fort abrégé de l'électricité, avec ses principes fondamentaux.

Le *deuxième* donne la description des différents appareils et instruments employés dans les applications médicales, avec leur manuel opératoire.

Le *troisième* traite des différentes méthodes et des différents modes d'électrisation.

Le *quatrième*, enfin, le plus important et le plus développé, contient la description des maladies dans lesquelles on emploie l'électricité, avec le procédé opératoire applicable à chacune d'elles.

Dr DESPARQUETS.

Novembre 1861.

L'ÉLECTRICITÉ

APPLIQUÉE

AU TRAITEMENT DES-MALADIES.

MANUEL PRATIQUE

D'ÉLECTRISATION MÉDICALE.

CHAPITRE PREMIER.

HISTORIQUE DE L'ÉLECTRICITÉ.

---

§ I. CE QUE C'EST QUE L'ÉLECTRICITÉ; SON HISTORIQUE.

On désigne sous le nom d'*électricité*, en physique. l'agent impondérable dont les effets se manifestent lorsque les particules des corps perdent leur position naturelle d'équilibre par des actions mécaniques, physiques ou chimiques, et qui donne lieu à des effets d'attraction et de répulsion, à des phénomènes calorifiques, lumineux, chimiques et physiologiques. On comprend également sous cette dénomination l'exposé méthodique de ces faits divers et leur corrélation.

Etats électriques des corps. — Lorsqu'on frotte un bâton de gomme laque ou de cire d'Espagne avec une peau de chat ou un morceau d'étoffe, ce bâton acquiert la faculté d'attirer les corps légers placés à peu de distance. Si on le présente à une balle de moelle de sureau suspendue à un fil de cocon, celle-ci est également attirée jusqu'au contact, puis repoussée immédiatement.

D'autres corps, quand ils sont frottés, se comportent comme la gomme laque, entre autres la résine, l'ambre, le soufre, le verre bien sec, etc. Les corps dans cet état sont *électrisés*, et la cause ou l'agent en vertu duquel les effets produits ont lieu, est l'*électricité*.

Le mot électricité vient du mot grec ἤλεκτρον (ambre jaune), substance dans laquelle la propriété attractive a été observée pour la première fois. Cette propriété n'est pas constamment inhérente à la matière, ni nécessaire à l'existence du corps, car on peut la lui ôter ou la lui donner sans que son état physique soit changé.

Thalès de Milet est considéré comme ayant découvert le premier ce phénomène ainsi que les propriétés merveilleuses de l'*aimant*. Ceci se passait environ 600 ans avant Jésus-Christ. 300 ans plus tard, Théophraste signala de nouveau la propriété de l'ambre jaune d'attirer les corps légers, lorsqu'on l'avait frotté; il trouva aussi qu'une certaine substance, que l'on croit être la tourmaline et à laquelle il donne le nom de lynkurium, était douée de la même faculté.

Les choses en restèrent là, et cette remarquable propriété de certains corps ne reçut aucune application. Ce ne fut qu'au commencement du xviie siècle que Gilbert, médecin anglais, reprit cette question qu'il étudia avec attention. Il observa que la faculté attractive n'était pas bornée à l'ambre jaune, mais que beaucoup d'autres substances, et plus particulièrement les résines, acquièrent aussi cette vertu attractive au moyen du frottement. Boyle vint bientôt après et constata qu'en chauffant et essuyant bien les corps dits *électriques*, avant de les soumettre au frottement, on rendait cette propriété attractive plus énergique, et que, par ce procédé, des traînées lumineuses se manifestaient et étaient d'autant plus sensibles, que la force d'attraction était plus évidente. Jusqu'alors il ne fut tiré aucun parti de cette découverte.

Otto de Guericke, contemporain de Boyle, inventa la machine à mouvement de rotation, qui a été perfectionnée depuis par les Allemands, et qui sert à déterminer un frottement plus ou moins rapide et facile à exécuter. Au moyen de cette machine, il produisit l'étincelle et le pétillement électrique, et constata que l'attraction était constamment suivie de répulsion.

En 1675, Newton soupçonna la décomposition du fluide naturel en deux fluides opposés, mais il n'en découvrit pas les lois.

Au commencement du XVIIIᵉ siècle, Hauksbée publia le premier traité d'électricité relatant les découvertes de ses devanciers.

En 1729, Grey classa les corps susceptibles de développer l'électricité par le frottement, et découvrit la propriété *isolante* de certains corps et la faculté *conductrice* de certains autres. Il constata que les pointes laissent échapper le fluide, et le premier il eut, dit-on, l'idée de l'identité de la foudre avec le fluide électrique.

En 1732, Du Fay, membre de l'Académie des sciences de Paris, découvrit l'existence de deux fluides opposés, et établit la loi d'attraction et de répulsion par opposition des deux fluides décomposés. C'est de là que nous sont venues les dénominations de *fluide vitré* ou *positif* et de *fluide résineux* ou *négatif*. Il indiqua les moyens de reconnaître de quelle espèce d'électricité un corps se trouve chargé.

De 1746 date la *Bouteille de Leyde*. Cet appareil qui porte le nom de la ville dans laquelle il fut découvert, est dû à Musschenbroëck et Cunéus de Leyde. Voici dans quelles circonstances eut lieu sa découverte : Musschenbroëck ayant placé un canon de fusil dans la sphère d'activité d'un globe électrique, attacha un fil de laiton à l'extrémité de ce canon la plus éloignée du globe, et la fit plonger dans l'eau d'un verre rempli à moitié qu'il tenait d'une main; alors, de l'autre main, il tira une étincelle du canon, et, à l'instant, il éprouva une commotion violente dans tout le corps. Cette expérience attira l'attention des physiciens, et l'on arriva à savoir que pour la production de ce phénomène, il faut que la main soit appliquée au-dessous du niveau du liquide du vase; que ce vase doit être en verre ou en porcelaine; que la surface externe du vase, au-dessus du niveau de l'eau doit être propre et sèche.

La bouteille de Leyde donna naissance à la théorie d'accumulation des deux fluides, l'un par l'autre; mais ce fut Franklin qui contribua le plus à établir cette théorie, et qui lui donna une grande extension en l'appliquant aux phénomènes atmosphériques. Il démontra que le fluide électrique est le même que celui qui produit la foudre, et il le prouva en lançant pendant un orage un cerf-volant armé d'une pointe et d'un long fil métallique, qui produisit de vives étincelles. On sait que c'est à cet illustre physicien qu'est due l'invention du paratonnerre en 1752.

La science de l'électricité prit ensuite une extension de plus en plus considérable, et fut appliquée par divers physiciens à presque tous les phénomènes de la nature; on a attribué à l'électricité la végétation des plantes, la production de tout mouvement et jusqu'au principe vital des animaux, l'attraction et la gravitation des planètes.

En 1768, Widebourg signala l'électricité des aurores boréales, et, quelques années plus tard, Bertholon prouva que tous les météores sont produits par ce fluide.

En 1789, découverte du *galvanisme* par Galvani, professeur d'anatomie à Bologne. Ce savant expérimentateur faisant des recherches sur l'irritabilité nerveuse, vit un jour une grenouille, qu'il avait suspendue par la colonne vertébrale à un crochet en cuivre, éprouver des convulsions quand les muscles touchaient un autre métal posé sur le cuivre. Il crut voir, dans ces mouvements convulsifs, la preuve de l'existence d'une électricité animale, d'un fluide nerveux qu'il comparait au fluide électrique. Mais Volta, célèbre professeur de Pavie, renversa cette théorie en démontrant que l'électricité était produite par le contact des deux métaux, que l'animal n'éprouvait de convulsions que parce qu'il établissait par ses organes la communication entre les deux électricités positive et négative, développées par le contact ; et, généralisant ses idées, il posa en principe que le contact de deux substances hétérogènes quelconques produit la décomposition du fluide naturel, et que les métaux possèdent cette propriété à un très-haut degré. C'est en partant de ce principe qu'il fut conduit à la découverte de l'instrument qui porte son nom (Pile de Volta), appareil qui a tant contribué au progrès de la science de l'électricité, et dont les résultats sont incalculables.

En 1792, Henley inventa l'*électromètre à cadran*, et Wilke l'*électrophore* que l'on attribue aussi à Volta.

En 1812, Coulomb découvrit la *balance à torsion*, et détermina à l'aide de cet ingénieux instrument les lois des forces électriques. Ce fut lui qui donna la démonstration que l'électricité ne pénètre point dans l'intérieur des corps, mais se répand à leur surface où elle s'accumule. Il établit aussi cette loi que l'intensité électrique est en raison de la dimension des corps. Il prouva l'identité du *fluide magnétique*[1] avec les fluides électrique et galvanique.

En 1819, Œrsted posa les fondements de l'*électromagnétisme*, en démontrant que le courant qui se dégage de la pile exerce une action sur l'aiguille aimantée.

Mais c'est à Ampère que l'on doit la découverte de l'action mutuelle exercée par des courants les uns sur les autres. Il est parvenu à ce résultat en rendant mobiles les courants. Il a aussi trouvé : 1° que deux cou-

---

1. Le Magnétisme, du mot μάγνης aimant, est l'ensemble des phénomènes physiques que produisent les aimants. Il n'est par conséquent nullement question de ce prétendu fluide mystérieux dont l'existence ainsi que les effets merveilleux sont loin d'être démontrés.

rants parallèles s'attirent quand ils cheminent dans le même sens, et se repoussent quand ils cheminent en sens inverse ; 2° que l'action des courants sinueux est toujours équivalente à celle d'un courant linéaire de même force et de même intensité ; 3° que deux courants croisés tendent toujours à devenir parallèles et à se diriger dans le même sens. Ampère est parti de ce principe pour donner la théorie du magnétisme qui est une des belles conceptions scientifiques de ce siècle. Le principe de cette théorie consiste à regarder chaque molécule d'un aimant comme entourée d'un courant particulier qui se meut sans cesse autour d'elle, perpendiculairement à la direction de son axe magnétique et dans un sens qui dépend de cette direction.

Après être restée pendant longtemps dans le domaine des physiciens, l'électricité fut enfin appliquée à l'art de guérir. Ce fut Jallabert, médecin de Genève, qui, vers le milieu du siècle dernier, en 1748, (*Expérience sur l'électricité*, Paris, 1748), l'introduisit dans la thérapeutique médicale. Ses essais furent répétés un peu plus tard par Lindhulf, médecin suédois et par le célèbre Dehaën. En 1778, la Société royale de médecine nomma dans son sein une commission pour examiner avec soin la question de l'électricité ; il se fit alors des expériences et il se publia des écrits qui prouvèrent tout le parti qu'on pouvait tirer de ce nouvel agent thérapeutique. Nous citerons encore les travaux de Mauduyt, chargé de la direction des traitements électriques, ainsi que le mémoire publié en 1782, dans le *Journal de médecine de Vandermonde*, par Duboueix, de Clisson, en Bretagne. Mais, le plus beau travail qui ait été fait sur ce sujet, est celui que Poma et Arnaud de Nancy publièrent en 1787. Ce mémoire fixe véritablement l'état de la science à cette époque relativement à l'application de l'électricité médicale. En 1828, parut la traduction de l'ouvrage de La Baume, par Fabré-Palaprat et, quelques années plus tard, Sarlandière publia ses Mémoires sur l'électricité et l'électro-puncture. De nos jours enfin, les travaux de M. J. Cloquet, Amussat, Duchenne, Becquerel, etc., ont donné une impulsion des plus actives à cette branche si utile de l'art de guérir. Les observations recueillies par ces hommes sérieux suffisent pour faire voir tout le parti que la médecine peut tirer de l'électricité. Aussi l'importance de cet agent thérapeutique est-elle aujourd'hui un fait acquis pour les praticiens les plus distingués et les hommes placés à la tête de l'enseignement médical. Il nous suffira pour le prouver de rappeler ici les paroles prononcées par Bérard, inspecteur général des études médicales, à la séance de rentrée de la Faculté de Montpellier (1853) :

« .... L'électricité, soit qu'on l'envisage comme cause
« ou comme effet, a tenu une si grande place en phy-
« siologie, depuis l'époque mémorable où les débats
« élevés entre Volta et Galvani absorbaient l'attention
« du monde savant. jusqu'à la découverte du *courant*
« *propre* et de la *contraction induite*, qu'elle doit abso-
« lument figurer dans le programme d'études du futur
« élève en médecine. »

§ II. PRINCIPES FONDAMENTAUX. [1]

Électricité par communication. — Les corps peuvent être tous considérés comme susceptibles de devenir électriques par le frottement ; mais ils différent entre eux quant à la faculté qu'ils ont de transmettre l'électricité ; les uns la transmettent promptement et librement, les autres plus lentement et difficilement, d'autres semblent ne pouvoir presque pas la transmettre. Toutefois, ils sont tous susceptibles de pouvoir prendre de l'électricité à un corps électrisé avec lequel on les touche ; seulement si le corps touché est isolant, il ne prend de l'électricité que dans la partie de la surface qu'on a touchée, tandis que s'il est conducteur, il en prend dans toute son étendue, quoiqu'il n'en ait

1. Les explications qui vont suivre sont un résumé des opinions émises dans les ouvrages remarquables de MM. les professeurs Becquerel, Gavarret et de la Rive, sur les lois qui régissent l'électricité, sa manière d'être et ses différentes manifestations.

reçu qu'en un point. C'est un moyen d'électriser qu'on nomme *électriser par communication*.

Remarquons encore que le corps électrisé, s'il est isolant, ne donne au corps conducteur qu'il touche que l'électricité qu'il possède aux points dans lesquels le contact a lieu; mais s'il est conducteur, il s'opère alors un partage de son électricité entre lui et le corps touché, partage qui est soumis à une loi bien simple, savoir : que chacun des deux corps, que nous supposons nécessairement isolés, prend une partie de l'électricité totale, proportionnelle à sa propre surface. Cette loi explique pourquoi un corps isolé et électrisé mis en communication avec le sol, perd toute son électricité : l'électricité qu'il possédait se partage réellement entre lui et la terre, proportionnellement à leurs surfaces respectives; mais sa surface étant infiniment petite par rapport à celle de la terre, il doit donc, après le contact, lui rester infiniment peu ou point d'électricité.

Il arrive souvent que lorsqu'on approche un corps électrisé d'un corps qui ne l'est pas, l'électricité du premier passe dans le second avant qu'il y ait contact entre eux, sous forme d'une étincelle qui traverse la couche d'air qui les sépare. Cette circonstance ne modifie en rien le résultat définitif, lequel est le même que si la communication s'était faite au contact.

Distinction entre les deux électricités. — Si, de prime abord, les effets produits par les corps frottés paraissent être les mêmes, on ne tarde pas à reconnaître que tous ces corps n'éprouvent pas des modifications identiques, comme on peut s'en convaincre de la manière suivante : si on approche un bâton de gomme laque électrisé d'une balle de moelle de sureau suspendue à un fil de cocon attaché à une petite tige recourbée, laquelle est fixée sur un pied en verre enduit de vernis à la gomme laque, la petite balle est attirée par le bâton de gomme laque jusqu'au contact, puis repoussée immédiatement. Ce petit pendule conserve pendant plusieurs minutes, et même plus longtemps, suivant l'état hygrométrique de l'air, la propriété d'être repoussé par la gomme laque frottée, si l'on a soin de ne pas le toucher avec le doigt ou avec un corps métallique ; mais en lui présentant un tube de verre bien sec, préalablement frotté avec du drap, il est attiré par ce tube au lieu d'être repoussé.

On peut faire l'expérience inverse en commençant par approcher du pendule, primitivement à l'état naturel, un bâton de verre électrisé ; il y a d'abord attraction, puis répulsion. En présentant ensuite à ce pendule un bâton de gomme laque frotté, il y a attraction.

Ainsi, le tube de verre et le bâton de gomme laque frottés, quoique tous deux ayant la propriété d'attirer des corps légers, sont cependant dans deux états électriques opposés, puisque le verre attire un petit pendule électrique que la gomme laque ou la résine repousse, et réciproquement.

Tous les corps se comportent comme le verre, la gomme laque ou la résine, pourvu qu'on les mette dans un état convenable. On est conduit ainsi à distinguer deux états électriques dans les corps, et, par suite, deux espèces d'électricités : l'électricité *vitrée* et l'électricité *résineuse*. A ces dénominations on a substitué celle d'électricité *positive* et d'électricité *négative*, qui sont généralement adoptées, indépendamment de toute explication théorique sur l'origine de l'électricité. Ces deux électricités sont représentées par les signes algébriques $+$ et $-$, comme il suit :

$+$ électricité positive (vitrée),

$-$ électricité négative (résineuse).

Il est facile maintenant de démontrer que les électricités de même nom se repoussent, et que celles de nom contraire s'attirent. Lorsqu'on approche le bâton électrisé du pendule à l'état naturel, et que celui-ci est attiré, il n'est repoussé immédiatement après que parce qu'il s'électrise par contact de la même manière que le corps électrisé qu'il touche ; possédant alors la même électricité, il y a répulsion. Une fois électrisé, le pendule est attiré par les corps chargés d'électricité

2.

différente, et repoussé par les corps semblablement électrisés.

On peut également prouver ce fait en suspendant à côté l'un de l'autre deux petits pendules en moelle de sureau fixés à une tige de cuivre attachée à la partie supérieure d'une cloche en verre ; au moment où on approche du bouton de cuivre qui surmonte la tige un corps électrisé, les deux balles qui étaient au contact, s'électrisant de la même manière, s'écartent aussitôt l'une de l'autre.

Dans le dégagement de l'électricité, les deux états électriques différents se manifestent constamment au même degré, l'une dans le corps frotté, l'autre dans le frottoir ; de sorte que lorsque les deux électricités dégagées se réunissent, le corps ne possède plus aucun pouvoir d'attraction ou de répulsion ; on dit alors que le corps est à l'état naturel.

Tous les corps de la nature, étant frottés, acquièrent l'une ou l'autre des deux électricités. Le verre et les corps vitrés, en général, acquièrent l'électricité vitrée ou positive ; la cire, la gomme laque, les résines acquièrent l'électricité résineuse ou négative. Les métaux acquièrent également l'électricité résineuse. Toutefois, l'espèce d'électricité qui se développe sur un corps ne dépend pas seulement de la nature de ce corps, mais aussi de celle de la substance avec laquelle on le frotte. Ainsi le drap prend l'électricité résineuse quand il est frotté avec du verre, et la vitrée quand il est frotté avec de la cire. Le verre lui-même peut prendre l'électricité résineuse s'il est frotté avec une peau de chat, tandis qu'il prend la vitrée s'il est frotté avec du drap.

Hypothèses sur l'origine de l'électricité. — Pour expliquer les différents phénomènes résultant des attractions et répulsions électriques, on a émis diverses hypothèses dont aucune, à elle seule, ne représente l'ensemble de tous les phénomènes.

L'hypothèse d'un seul fluide consiste à admettre que l'électricité est un fluide impondérable répandu dans tous les corps, et constituant leur état naturel. Lorsqu'il est accumulé ou dilaté dans les corps, il en résulte un excès ou un manque de fluide qui donne lieu à des états électriques différents. Ainsi dans cette théorie, qui est celle de Franklin, électriser un corps vitreusement, c'est lui donner plus d'électricité qu'il n'en renferme naturellemeut; il est alors à l'état électrique *positif;* électriser résineusement un corps, c'est lui ôter une partie de son électricité naturelle; il est alors à l'état électrique *négatif.*

L'hypothèse des deux fluides, qui est celle de Symmer, suppose l'existence de deux fluides impondérables doués de propriétés contraires, et dont la réunion constitue le fluide naturel. Développer l'électricité, dans cette hypothèse, c'est opérer la séparation des deux fluides, tandis que, dans la première, c'est troubler l'équilibre du fluide électrique, lequel devient en excès d'un côté et en défaut de l'autre. Mais, dans l'une comme dans l'autre supposition, on admet que les corps renferment une immense quantité de fluide naturel, et que l'on ne peut atteindre la limite de la décomposition ou de l'accumulation dans l'acte de l'électrisation, qu'en désunissant les molécules, c'est-à-dire en détruisant la force d'agrégation. On doit ajouter que l'on attribue les attractions et les répulsions aux actions des électricités entre elles, et non à l'action de l'électricité sur les molécules des corps.

Indépendamment de ces hypothèses fondées sur l'existence d'un ou de deux fluides, on a émis l'opinion que les effets électriques pourraient bien résulter de mouvements vibratoires excités dans un milieu pénétrant tous les corps, répandu dans tout l'univers et qui a reçu le nom d'éther.

Mais jusqu'ici on n'a pas lié encore l'ensemble des phénomènes électriques en partant d'une de ces hypothèses; aussi nous bornerons-nous à appeler *électricité* la cause de tous les effets; *électricité naturelle,* celle qui existe dans les corps; *électricités positive et négative,* les états opposés dans lesquels se trouvent les corps, sans spécifier s'ils doivent ces états à l'action d'un ou de deux fluides, ou à un mouvement vibratoire existant dans un milieu qui les pénètre. Nous voulons seulement exposer dans ce travail l'ensemble des effets résultant de l'action de l'électricité, leur liaison réciproque, et leur intervention dans les phénomènes naturels, chimiques, physiologiques , pathologiques et thérapeutiques.

L'étude individuelle des fluides, leur action réciproque, tant qu'ils restent désunis et à distance, constituent ce qu'on appelle l'*électricité statique*. Les phénomènes qu'ils offrent quand ils sont dans un état de mobilité, de recomposition continuelle, appartiennent à l'*électricité dynamique*. Enfin, de l'examen de cette électricité dynamique dans quelques métaux (fer, nickel, cobalt), résulte un nouvel ordre de faits connus sous le nom de *magnétisme*.

CHAPITRE II.

DES APPAREILS DESTINÉS A PRODUIRE L'ÉLECTRICITÉ.

Les appareils propres à fournir l'électricité sont divisés en 2 classes : 1° Ceux qui produisent l'électricité de frottement (électricité statique) ; 2° ceux qui développent l'électricité de contact et l'électricité d'induction (électricité dynamique).

§ I. — APPAREILS DONNANT L'ÉLECTRICITÉ DE FROTTEMENT OU A L'ÉTAT STATIQUE.

Les appareils qui donnent l'électricité de frottement sont : les *machines électriques* à plateau ou à cylindre, *l'électrophore*, et la *machine hydro-électrique*.

La *machine électrique* ordinaire ou de Van-Marum ne donne qu'un seul fluide. Elle est composée de deux parties distinctes ; l'une, qui développe l'électricité par le frottement est constituée par un plateau circulaire de verre mobile sur son axe, et deux paires de coussins fixés à deux montants de bois verticaux entre lesquels le plateau de verre passe à frottement. Ces coussins sont rembourrés de crin et leur face frottante est enduite *d'or mussif* (deuto-sulfure d'étain) ou de divers amalgames parmi lesquels on choisira de préférence *l'amalgame de zinc :* la communication des coussins avec le sol existe au moyen de conducteurs métalliques. Lorsque le plateau est en rotation, son fluide neutre est décomposé par le frottement des coussins, l'électricité positive reste accumulée sur le plateau, et la négative qui s'est portée sur les coussins s'écoule dans le sol. La seconde partie ou collecteur se compose de deux cylindres métalliques isolés dont les extrémités qui portent des mâchoires armées de pointes viennent embrasser les bords du plateau.

Lorsque la rotation a lieu, l'électricité neutre de ces plateaux est décomposée, le fluide négatif vient par les pointes se combiner avec le fluide positif du plateau et le collecteur reste chargé de fluide positif.

La *machine électrique* de Nairne donne les deux fluides. Elle consiste en un grand cylindre de verre mobile sur son axe et placé entre deux autres cylindres en cuivre portés sur des pieds isolants. Un de ces cylindres collecteurs reste chargé de l'électricité positive ou négative suivant celui qu'on fait communiquer avec le sol.

Cette machine qui fournit les deux électricités est spécialement destinée à électriser des malades.

L'*électrophore* se compose d'un gâteau circulaire de résine coulé dans un moule de métal ou de bois, et d'un plateau métallique muni d'un manche isolant. Pour avoir de l'électricité libre avec cet appareil, on frotte le gâteau de résine avec une peau de chat, et l'on pose dessus le disque métallique. L'électricité négative de la résine agit par influence sur le plateau, attire le fluide positif sur sa face inférieure, et repousse le fluide négatif sur sa face supérieure. La quantité de fluide neutre décomposé sur le plateau métallique est considérable, l'électricité de la résine n'agissant qu'à une faible distance. Si l'on touche le plateau avec le doigt, l'électricité négative de sa face supérieure s'écoule dans le sol ; on peut alors l'enlever par son manche isolant, il reste chargé de fluide positif de façon à produire une forte étincelle. Cette opération peut-être répétée plusieurs fois sans avoir besoin de frotter de nouveau le gâteau de résine qui ne perd que très-lentement l'électricité dont elle est chargée.

La *machine hydro-électrique* est due à M. Armstrong : elle se compose d'une chaudière à vapeur montée sur des pieds de verre isolants, d'une boîte réfrigérante, de trois becs d'échappement à travers lesquels passe la vapeur d'eau, et d'un conducteur métallique porté sur un pied isolant.

La machine hydro-électrique fournit de l'électricité à haute tension et en beaucoup plus grande quantité que les machines ordinaires. Celle de M. Ruhmkorff dont la chaudière a 80 centimètres de longueur sur 40 de diamètre, donne un jet continu de grosses étincelles de 12 centimètres environ de longueur.

Dans un temps ordinaire, cet appareil fournit environ trois fois plus d'électricité qu'une bonne machine ayant un plateau de verre de 1 mètre de diamètre.

Bouteille de Leyde. — La bouteille de Leyde est le plus important des condensateurs, aussi c'est le seul que nous décrirons. Elle se compose d'un flacon de verre fermé avec un bouchon de liége bien sec, à travers lequel passe une tige métallique recourbée à sa partie supérieure et terminée par une boule. A l'extérieur, la surface du flacon est recouverte dans ses trois quarts inférieurs d'une lame métallique appelée *armure extérieure.* L'intérieur du flacon est tapissé d'une autre lame métallique ou *armure intérieure.* Cette armure doit communiquer avec la tige métallique ; on compose aussi cette armure avec des feuilles d'or ou de clinquant, de la grenaille de plomb, de l'eau, enfin avec tout corps conducteur. Le bouchon et la partie du verre non recouverte de la lame métallique seront enduits d'une couche de vernis à la gomme laque, afin que les deux armures restent isolées l'une de l'autre.

Pour charger une bouteille de Leyde, on la suspend par le crochet de la tige au conducteur de la machine électrique, puis on fait communiquer l'armure extérieure avec le sol au moyen d'une chaîne métallique.

L'électricité de la machine se répand sur la tige métallique, delà, sur l'armure intérieure, décompose, par induction, le fluide neutre de l'armure extérieure, retient le fluide négatif et repousse le positif dans le sol. On peut s'assurer que les deux armures sont chargées en les réunissant à l'aide d'un arc conducteur ; une étincelle longue et brillante éclate avant la réunion complète.

On adapte aujourd'hui à la bouteille de Leyde un petit appareil fort ingénieux appellé *électromètre de Lane,* du nom de son inventeur, et qui permet de donner des décharges répétées et d'en mesurer l'intensité, ce qui est d'un grand secours dans les applications médicales.

§ II. — APPAREILS DONNANT L'ÉLECTRICITÉ DYNAMIQUE.
(Électricité à l'état de mouvement et de courant.)

Les appareils qui fournissent l'électricité dynamique sont de deux espèces : 1° Ceux qui donnent *l'électricité de contact* ou *galvanisme ;* 2° ceux qui donnent *l'électricité d'induction.*

1° — *Appareils développant l'électricité de contact ou galvanisme.* — Ces appareils constituent ce qu'on appelle des *piles* et agissent en vertu d'actions chimiques. Ces piles sont en grand nombre ; elles sont à courant variable ou à courant constant. On n'emploie guère aujourd'hui dans l'électrothérapie que les piles à courant constant.

Les *piles à courant variable* les plus connues sont les diverses formes de la pile de Volta ; ainsi la pile à colonne composée de rondelles de zinc, de drap mouillé dans un acide et de cuivre. Ces trois parties constituent un *couple* ou *élément ;* on peut les répéter autant de fois que l'on veut, et leur réunion porte alors le nom de *pile.* Il y a la *pile à auge,* la *pile en couronne de tasses,* la *pile de Wollaston,* la *pile en hélices,* les *piles en chaînes.* Dans toutes ces piles, le courant galvanique qui a d'abord une certaine intensité diminue si rapidement que leur emploi, déjà fort rare aujourd'hui, finira par disparaître entièrement.

Les *piles à courant constant* les plus employées sont les piles de **Daniell,** de **Grove,** de **Bunsen,** et de **Marié-Davy.**

Le *Couple de Daniell* est contenu dans un bocal de verre ou de faïence dans lequel est placé un cylindre de terre poreuse fermé par son extrémité inférieure, et qui sépare ce bocal en deux cavités. Le vase poreux est rempli d'une solution saturée de sulfate de cuivre dans laquelle on introduit un cylindre en cuivre qui porte le nom de collecteur. La cavité extérieure contient du zinc amalgamé qui baigne dans de l'eau légèrement acidulée. La lame de cuivre qui termine le collecteur représente le pôle *positif* et la lame de zinc le pôle *négatif*. On réunit plusieurs de ces couples par leurs pôles contraires pour en former une pile. La pile de Daniell est peu coûteuse, facile à entretenir et donne un courant d'une grande constance et d'une assez forte tension.

Le couple de Grove présente les mêmes dispositions générales que celui de Daniell. Dans le vase poreux rempli d'acide azotique plonge une lame de platine ; la cavité extérieure contient de l'eau légèrement acidulée ou simplement salée dans laquelle on met un cylindre creux de zinc amalgamé. Le platine représente le pôle *positif* et le zinc le pôle *négatif*. Le courant du couple de Grove est plus intense que celui du couple de Daniell.

Le couple de Bunsen ne diffère du couple de Grove, que par la substitution d'un cylindre ou d'une lame de charbon de cornue à la lame de platine. Le charbon représente le pôle *positif* et le zinc le pôle *négatif*. Ce couple a moins d'intensité que le couple de Grove.

Les couples de M. Marié-Davy au sulfate de mercure ou au sulfate de plomb sont ainsi disposés : le premier ne diffère du couple de Bunsen qu'en ce que le charbon est enfoncé dans une bouillie de sulfate de mercure contenue dans le vase poreux. Le zinc extérieur est dans de l'eau qui le maintient amalgamé au moyen du sel de mercure qu'elle tient en dissolution. Ce couple fournit un courant moins intense que celui de Daniell. Le second consiste en une capsule de cuivre étamé qui contient de l'eau salée et sur le fond de laquelle est placée une rondelle de zinc. Il y a un vase poreux dans l'intérieur duquel on met le sulfate de plomb en quantité suffisante pour qu'il soit en contact avec la capsule de cuivre placée au-dessus.

Ces différents couples peuvent se réunir, en nombre

variable, par leurs pôles opposés pour constituer des piles.

2° *Appareils donnant l'électricité d'induction.* — Ces appareils sont de deux espèces : les appareils *volta-électriques* dans lesquels un courant électrique prenant sa source dans une pile est nécessaire pour mettre en jeu l'instrument; et les appareils *magnéto-électriques,* qui doivent leur action à un aimant permanent.

A. *Appareils magnéto-électriques.* — Ces appareils produisent les phénomènes d'induction en vertu d'une modification apportée dans l'état de l'aimant et de l'armature en fer doux qui les constituent, ainsi que dans le fil de cuivre enroulé sur le fer doux ou sur l'aimant, ou sur les deux à la fois.

Voici la théorie du mode de production de ces phénomènes : quand le fer doux est mis en rapport avec l'aimant, l'électricité naturelle du fer doux est décomposée par lui, et les pôles contraires s'attirent et se recomposent ; il en résulte une neutralisation de l'aimant, et une modification dans l'électricité du fil de cuivre, qui est induit, et alors les spires s'influencent mutuellement ; quand le fer doux est éloigné de l'aimant par un mouvement de rotation, le fluide magnétique de cet aimant reprend sa liberté et s'accumule à chacune de ses extrémités, l'électricité naturelle du fer doux se recompose, et celle du fil de cuivre éprouve une nouvelle induction.

Il se produit par révolution du fer doux une action inductrice faible et une forte : la première a lieu quand le fer doux est placé en croix ; la seconde, quand il est en rapport avec l'aimant. Dans ces appareils, les interruptions se font à l'aide d'une petite bobine qui porte le nom de commutateur et qui est placée sur l'axe de l'armature.

Les appareils magnéto-électriques sont nombreux : Faraday, le premier s'en est servi. Après ce savant physicien, vient Pixii qui adopta pour son instrument un aimant mobile et une armature fixe autour de laquelle s'enroule un fil de cuivre isolé. Dans ceux de Clarke et de Saxton, l'armature de fer doux recouverte du fil induit est mobile et tourne devant l'aimant qui est fixe, et dans celui de Saxton, au lieu de tourner devant une des faces de l'aimant, elle tourne devant ses extrémités polaires. M. Page est venu produire les courants par induction dans des hélices placées autour des branches d'un aimant permanent en fer à cheval et fixe. C'est aussi la disposition des appareils dont on se sert aujourd'hui, tels que ceux de MM. Dujardin, Duchenne, Breton et Gaiffe. Nous choisirons parmi ces appareils, pour en donner la description et le mécanisme, celui de M. Gaiffe comme étant le plus complet et le plus répandu.

L'appareil de M. Gaiffe est une combinaison des deux machines magnéto-électriques de Saxton et de Page. Il comprend les pièces suivantes : 1° Un aimant fixe, en fer à cheval, autour duquel est enroulée une bobine d'une longueur déterminée ; 2° une armature de fer doux mise en mouvement par une roue et un pignon. C'est sur cette armature de fer doux que porte la modification qui rend cet appareil aussi intéressant et aussi utile.

Cette armature, en effet, au lieu d'être simplement formée par une armature de fer doux, est entourée de deux bobines capables de former un électro-aimant. Il se manifeste dans cet électro-aimant un courant par induction qui vient se croiser avec le courant induit, développé autour de l'aimant en fer à cheval.

Cet appareil, aussi complet que possible, porte un commutateur sur l'axe de rotation, permettant de rendre les courants développés dans l'hélice fixe et dans l'hélice mobile de même sens, au lieu de présenter des courauts alternativement en sens inverse.

Son mode de graduation consiste dans un bouton de rappel portant une aiguille indicatrice, et dans un cadran divisé. Le maximum d'effet se produit quand l'aimant est ramené près de son armature. En faisant marcher l'aiguille d'une, deux, trois divisions, etc., et d'un, deux, trois tours complets du cadran, on diminue graduellement la force des commotions jusqu'à les rendre insensibles.

Ces appareils entrent en action au moyen d'une manivelle extérieure destinée à mettre en mouvement l'armature de fer doux par l'entremise de la roue et du pignon cités plus haut. Ils sont à un ou deux courants (courants de 1er et de 2e ordre).

Le peu de volume de l'appareil de M. Gaiffe, ainsi que sa solidité, le rendent très-portatif. Sa bonne construction et son prix peu élevé lui méritent à tous égards la faveur dont il jouit.

Les appareils magnéto-électriques, quoique bien moins employés que les appareils volta-électriques qui fonctionnent seuls sans exiger le concours d'un aide, ont cependant quelques avantages assez importants. Ainsi, ils n'exigent pas l'emploi d'acides qui exposent à détériorer l'appareil, et qui répandent des vapeurs souvent nuisibles ; leurs intermittences sont lentes ou rapides au gré de l'opérateur, et enfin, ils sont toujours prêts à entrer en action.

B. *Appareils volta-électriques.* — Ces appareils, en assez grand nombre, ont en général comme élément commun : 1° Un couple voltaïque destiné à faire naître un courant électrique ; 2° une bobine garnie d'abord d'un circuit de gros fil dans lequel passe le courant initial de la pile ou *courant inducteur* et dans lequel naît l'*extra-courant* ou *courant de 1er ordre* ; 3° un ou plusieurs circuits de fil fin et long enroulés autour du gros fil inducteur et dans lequel le *courant induit* ou *courant de 2e ordre* se manifeste ; 4° un noyau central de fer doux, nécessaire pour exercer l'induction dans le circuit de fil fin, car celle qui serait produite par le courant inducteur isolé serait trop faible pour donner des effets de quelque importance ; 5° un commutateur ou trembleur destiné à interrompre plus ou moins fréquemment le courant dont l'individu soumis à l'électrisation doit recevoir les effets ; 6° un cylindre de cuivre destiné à envelopper plus ou moins le fer doux et nommé *graduateur*, attendu qu'il a pour but de graduer l'intensité du courant, à la volonté de l'opérateur.

Ces dispositions doivent exister dans tout appareil d'induction volta-électrique pour qu'il puisse fonctionner convenablement. Mais pour être aussi complet que possible et remplir toutes les indications médicales, il devra, en outre, pouvoir donner les deux ordres de courants : l'extra-courant ou courant de 1er ordre et le courant induit ou courant de 2e ordre ; le trembleur sera muni d'une vis qui permettra en la serrant ou la relâchant d'accélérer ou de ralentir les intermittences dans une certaine proportion ; enfin, un mécanisme quelconque (roue dentée ou bouton à ressort), servira à graduer d'une manière absolue les intermittences au gré de l'opérateur, après avoir suspendu le jeu du trembleur en desserrant suffisamment la vis, ou par tout autre moyen d'interruption. Les appareils puissants devront aussi avoir un modérateur constitué par un tube de verre rempli d'eau et dont l'action combinée avec celle du cylindre graduateur, permettra d'affaiblir les courants et de mesurer les doses électriques avec la plus grande précision.

Telles sont les conditions que remplit l'appareil dont nous faisons journellement usage, et que construit avec tant d'intelligence M. Loret. Cet habile mécanicien a été choisi dans ces derniers temps pour fabriquer les appareils adoptés par le Conseil de Santé des armées. Dans ces modèles, la pile est entièrement séparée de l'appareil et ne peut par conséquent les détériorer.

Nous devons aussi mentionner l'appareil volta-électrique de M. Gaiffe, qui réunit toutes les conditions d'un bon appareil, et que sa forme et son volume ont fait surnommer *trousse du médecin électricien.*

Pour faire fonctionner un appareil volta-électrique, il faut mettre les extrémités de son fil de cuivre en contact avec les pôles d'une pile : on emploie de préférence un couple de Grove ou de Bunsen. Pour éviter les émanations de gaz nitreux, on remplacera avec avantage, dans le couple de Bunsen, l'acide azotique par une dissolution de bi-chromate de potasse, d'après la formule suivante que nous avons publiée dans la *Revue des Sciences*, conjointement avec M. Loret:

Eau	900
Bi-chromate de potasse.......	50
Acide sulfurique.............	50

On versera l'eau chaude sur le sel pour en favoriser la dissolution, puis on ajoutera l'acide sulfurique.

Ce liquide remplace l'acide azotique dans le vase poreux dans lequel baigne le charbon, et le zinc est mis, comme d'habitude, dans de l'eau salée ou acidulée.

Aussitôt que le circuit est établi, il s'opère une modification électrique dans l'état du fil de cuivre et dans celui du fer doux central : le premier est traversé par le courant de la pile, et le second est aimanté temporairement. Si l'on ouvre le circuit, il se manifeste une nouvelle modification électrique, qui fait que le fer doux perd son aimantation, et que le fil de cuivre revient à son état électrique normal. Alors les phénomènes d'induction se produisent par l'action réciproque de l'aimant temporaire et des fils enroulés en spirale. Le courant qui parcourt le gros fil, qui est le premier, se nomme, ainsi que nous l'avons déjà dit, *courant inducteur*, et donne naissance à l'*extra-courant* ou *courant de premier ordre*, et celui qui parcourt le fil fin, qui lui est superposé, est le *courant induit* ou *courant de second ordre*.

Aux appareils volta-électriques sont fixés des *réophores* ou conducteurs ordinairement flexibles, destinés à porter le courant sur les différents points où on veut le faire agir. Ces réophores se terminent par de petits instruments de formes variées, qui ont reçu le nom d'*excitateurs*.

Les *excitateurs* doivent être appliqués directement sur les tissus, et sont tenus par l'opérateur, au moyen d'un manche isolant. Leur forme est très-variée : c'est ainsi qu'il y en a de cylindriques, destinés à être tenus dans les mains et à recevoir dans leur cavité des éponges mouillées; de forme conique, olivaire, arrondie, etc. On recouvre leurs extrémités d'une peau de gant retournée et imbibée d'eau pour en faire usage. Il y en a sous forme de plaques, de brosses, de balai, etc.; enfin, il y a les excitateurs des cavités qui portent les noms d'excitateur buccal, œsophagien, auriculaire, nasal, vésical, utérin et anal. On comprend que l'on peut varier leur forme à l'infini, suivant les circonstances et les parties sur lesquelles on les applique.

Les excitateurs sont ordinairement en cuivre rouge ; ceux qui sont destinés aux cavités sont constitués par des fils de cuivre de dimension appropriée aux différents organes et recouverts de gutta-percha; leur extrémité seule est libre.

Les *aiguilles*, que l'on doit aussi ranger parmi les excitateurs, sont en acier, en argent, en or et mieux en platine. Leur longueur est en rapport avec leur destination; elles présentent à leur tête un œillet où s'attache le réophore de l'appareil.

— Nous allons donner ici quelques explications que nous croyons utiles pour l'intelligence de ce travail.

Courants. — On donne le nom de *courants électriques* aux mouvements de l'électricité produits par la recomposition des deux fluides contraires, à travers des fils métalliques ou des corps conducteurs servant à fermer le circuit d'une pile. Les courants sont *continus* ou *intermittents* : les premiers sont fournis par les piles, les seconds par les appareils d'induction. Les courants intermittents sont à intermittences lentes ou rapides : les *intermittences lentes* localisent mieux le courant, et sont peu douloureuses pour le patient; les *intermittences rapides*, au contraire, sont beaucoup plus douloureuses et peuvent aller jusqu'à la contracture. Les intermittences rapides ont la propriété de favoriser la nutrition des muscles. En effet, plus un muscle se contracte souvent, plus il consomme d'oxygène, plus sa température s'élève, et plus, par conséquent, il absorbe d'éléments réparateurs et consume d'éléments combustibles; c'est ce qui constitue la nutrition organique.

Sens du courant. — On définit le sens du courant, en disant que l'électricité suit une direction qui va du pôle positif au pôle négatif. On ne prétend nullement par là que le fluide électrique ait lieu uniquement dans ce sens qu'on lui donne, afin de définir différents phénomènes qui tiennent à cette direction. Ainsi quand on place le pôle positif d'un appareil électrique du côté de l'extrémité centrale d'un nerf du mouvement, et le pôle négatif du côté de l'extrémité périphérique de ce même nerf, il se produit surtout des contractions musculaires, et peu ou même point de douleur; dans ce cas, le courant est dit *centrifuge* ou *direct*. Quant, au contraire, on place le pôle négatif à l'extrémité centrale du nerf, et le pôle positif à l'extrémité périphérique, le contraire a lieu, il y a une vive douleur, et peu ou point de contractions musculaires : le courant est alors *centripète* ou *indirect*.

A la direction comme à la nature des courants sont attachés des propriétés spéciales que nous allons mentionner : le courant de 1er ordre ou extra-courant excite plus vivement que celui de 2e ordre, la sensibilité des organes placés plus ou moins profondément sous la peau : muscles, nerfs sous-cutanés, nerfs mixtes, testicules, utérus, vessie, rectum. Le courant de 2e ordre excite plus vivement la sensibilité cutanée, la rétine, et provoque des contractions réflexes plus énergiques. Appliqué au moyen d'excitateurs humides, il pénètre plus profondément dans les tissus que le courant de 1er ordre.

Pôles ou électrodes. — Les deux extrémités d'une pile ont reçu le nom de *pôles;* on dit alors le *pôle positif* ou le *pôle négatif,* suivant le côté par lequel débouche l'électricité positive ou l'électricité négative. Lorsqu'on fait arriver un courant électrique dans une dissolution, à l'aide de deux fils ou de deux lames en communication avec les extrémités d'une pile, les portions des fils ou des lames plongées dans le liquide portent aussi le nom de pôles. On donne également à ces conducteurs, le nom d'*électrodes* : il y a donc à chaque pile l'électrode *positive* et l'électrode *négative.*

Tension, intensité, densité. — Ces dénominations appliquées aux courants électriques, sont souvent confondues ensemble. La *tension* indique le degré de réaction électrique dû à la répulsion des électricités du même nom, et la facilité avec laquelle un courant peut franchir l'espace qui sépare deux conducteurs. Dans les piles, la tension est proportionnelle au nombre de ses éléments ; une pile, destinée à donner de l'électricité de tension, doit donc être composée d'un grand nombre d'éléments. L'*intensité* dépend de la quantité d'électricité qui passe dans un temps donné : elle est proportionnelle à la surface des éléments. La *densité* indique la quantité d'électricité qui traverse un conducteur dans un temps donné. Comme cette quantité est la même dans tous les points du circuit, alors même que les fils qui le constituent sont de grosseur différente, les parties dont le diamètre est moindre auront donc une densité électrique plus grande.

Les courants qui offrent une grande tension sont surtout employés dans les applications médicales ; les courants d'une intensité considérable seront usités dans les applications chimiques et chirurgicales, et enfin, la densité jouera un rôle important dans la galvano-caustique.

CHAPITRE III.

DES DIFFÉRENTES MÉTHODES ET DES DIFFÉ-RENTS MODES D'ÉLECTRISATION.

§ I. — DES DIFFÉRENTS MODES D'ELECTRISATION.

L'électricité s'emploie à ses différents états dans les applications médicales. Ces états sont, ainsi que nous l'avons déjà dit : l'électricité de frottement désignée sous le nom d'électricité statique, et l'électricité de contact et d'induction qui ne sont autre que l'électricité dynamique.

Le fluide électrique provenant de sources différentes posséde aussi des propriétés physiologiques et thérapeutiques différentes, et par conséquent répond à des indications particulières.

ÉLECTRICITE STATIQUE. — Les différents procédés d'administration de l'électrité statique sont le bain électrique, les étincelles, les commotions, les frictions et l'électro-puncture.

Bain électrique. — Le bain electrique ou électrisation par isolement consiste à placer l'individu auquel on veut l'administrer sur un tabouret isolant, et à le mettre ensuite en communication avec les conducteurs d'une machine électrique en mouvement. Le corps entier se charge d'électricité au même degré de tension que les conducteurs métalliques de la machine. Une partie de l'électricité est ainsi répandue sur la surface du corps à l'état statique, tandis que l'autre s'écoule incessamment dans l'air ambiant ; cet écoulement produit une sensation toute particulière à la peau et surtout aux cheveux qui se hérissent. Il y a le bain électro-positif et le bain électro-négatif, suivant que le corps est en commuication avec les conducteurs de la machine ou ses coussins, ou bien que l'on se sert de la machine de Nairne. Suivant Giacomini et l'école italienne, le premier aurait une action limitée à la peau et serait tonique, tandis que le second serait hyposthénisant et soustrairait une quantité plus ou moins considérable de l'électricité naturelle du corps. Le bain positif pourrait convenir dans certains cas d'anémie, de faiblesse générale et de débilités organiques.

On peut encore associer le bain électrique avec l'électrisation par étincelles en approchant d'un individu isolé et sous l'influence d'une charge électrique des conducteurs métalliques non isolés ; par ce moyen on tire des différentes parties du corps des étincelles plus ou moins vives et l'on produit ainsi une série de petits courants instantanés qui déchargent le corps électrisé. On peut se servir aussi de la main comme conducteur. Ce procédé qui a joui d'une grande réputation est aujourd'hui, peut-être à tort, presque entièrement abandonné. On l'appliquait surtout au traitement des paralysies.

Étincelles. — Pour électriser au moyen des étincelles, on fait approcher le patient de la machine mise en mouvement. S'il est isolé, on agit comme nous venons de le dire, au moyen de la main ou de conducteurs de différentes formes et de différentes substances. S'il n'est pas isolé, il reçoit les étincelles du conducteur de la machine. La sensation produite par ces étincelles n'est pas très-forte ; mais elle n'en est pas moins désagréable, et la peau peut à la longue rougir et devenir sensible.

Commotions. — L'électrisation au moyen des commotions a lieu en se servant d'un condensateur qui est habituellement la *bouteille de Leyde*. Cet appareil pouvant accumuler de grandes quantités d'électricité, permet de donner des commotions énergiques dont l'action se fait sentir profondément dans les muscles et qui retentit dans les centres nerveux. Voici comment on opère : on met en communication la garni-

ture extérieure de la bouteille avec la partie de la surface du corps sur laquelle on veut agir, tandis qu'on
approche de la surface opposée de la même partie,
l'une des branches d'un excitateur, dont l'autre branche est en communication avec la garniture intérieure
de la bouteille; l'étincelle jaillit alors avant que l'excitateur ait tout à fait touché la peau, et les parties situées entre les deux points qui ont reçu, l'un le conducteur de la surface extérieure, l'autre celui de la
tige de la bouteille, sont soumis à un courant électrique
qui se produit au même moment que l'étincelle.

Ce mode d'électrisation étant très-énergique et pouvant exposer à des accidents, on ne devra l'employer
qu'avec réserve et en ayant toujours soin de graduer
la tension électrique au moyen de l'électromètre de
Lane; il a quelquefois réussi dans l'asphyxie, certaines paralysies, telles que l'impuissance.

Les frictions électriques se font en promenant la
boule d'un excitateur ou d'une brosse, en communication avec la machine électrique, de manière à ef-
fleurer le corps recouvert ou non de flanelle, ce qui
produit un léger fourmillement et une douce chaleur.

L'électro-puncture consiste à enfoncer méthodique-
ment et à une certaine profondeur des aiguilles très-
fines en or, en platine ou en acier, dont la tête est arrondie. Ces aiguilles jouent le rôle de conducteurs
chargés de transmettre plus ou moins profondément
les commotions des décharges. Ce moyen fut préconisé par Sarlandière en 1825, et employé par lui dans
le traitement des rhumatismes, de la goutte et des affections nerveuses

—Les différents modes d'application de l'électricité
statique présentent un inconvénient qui, à lui seul,
suffirait pour faire renoncer à leur emploi, c'est
un état névrosthénique, une espèce d'éréthisme
nerveux qui se développe à la suite de leur usage chez
les sujets qui y sont soumis. Cet état, qui se prolonge
quelquefois pendant plusieurs heures, fatigue beaucoup les malades. De plus, les piles voltaïques et les
appareils d'induction permettant de graduer et de lo-

caliser les effets de l'électricité, c'est à eux presque exclusivement qu'on a recours aujourd'hui dans les applications médicales.

ÉLECTRICITÉ DYNAMIQUE. — L'électricité dynamique, c'est-à-dire l'électricité à l'état de mouvement et de courant, comprend l'électricité de contact ou *galvanisme* et *l'électricité d'induction*. Cette électricité, dégagée par les piles voltaïques ou par les appareils d'induction, possède des propriétés physiologiques et thérapeutiques différentes de celles de l'électricité statique.

L'électricité dynamique, contrairement à l'électricité statique, peut être dirigée et limitée dans les organes. L'excitation de la sensation cutanée peut être concentrée dans cette enveloppe à l'aide de moyens spéciaux. Il en est de même pour les muscles et les troncs nerveux. Mais, comme le galvanisme et l'électricité d'induction possèdent encore des propriétés différentes et fournissent des modes d'électrisation spéciaux, nous allons examiner séparément chacune de ces sources électriques.

GALVANISME. — Les piles d'une certaine *tension* et qui, par conséquent, ont un grand nombre de couples devront être préférées pour les applications du galvanisme aux affections médicales ; dans les applications chirurgicales, on aura plutôt recours aux piles offrant une grande *intensité*, en rapport comme on sait avec la dimension des éléments.

Les courants galvaniques peuvent être continus ou intermittents. Les courants continus sont considérés comme hyposthénisants du système nerveux. Les courants intermittents sont, au contraire, regardés comme stimulants. Les premiers excitent vivement la sensibilité de la peau et de la rétine lorsqu'on les applique à la face au moyen de conducteurs humides ou d'aiguilles ; les seconds agissent davantage encore sur la peau et spécialement sur la contractilité musculaire. Les courants intermittents produisent trois actions physiologiques à chaque intermittence : l'une à l'entrée du courant dans les nerfs ou les muscles, c'est la plus sensible ; l'autre à la sortie, elle l'est beaucoup moins ; et enfin la troisième lorsque le courant est établi, celle-ci ne produit aucune sensation.

Les différents modes d'application du galvanisme se réduisent à trois : les courants continus, les courants intermittents et la galvano-puncture.

A. *Courants continus.* — L'emploi de ces courants date de 1804, époque à laquelle Aldini de Bologne publia son remarquable *Essai théorique et expérimental sur le galvanisme.* Il appliqua avec succès l'électricité sous forme de courant continu au traitement des cécités sans désorganisation de l'organe, aux simples affaiblissements de la vue, à la surdité, à la sciatique, aux affections rhumatismales, à l'asphyxie, au goître et à la folie. Les essais qui avaient été faits avant ce temps par Klein, Sœmmering, Hufeland, A. de Humboldt, Grapengiesser, etc. ne présentent pas un grand intérêt thérapeutique. Enfin, dans ces derniers temps, MM. Becquerel et Remak de Berlin sont venus donner une noùvelle importance à ces courants qu'on avait beaucoup trop délaissés. M. Becquerel les applique seulement dans les cas de névralgie comme méthode hyposthénisante, tandis que M. Remak les emploie dans toutes les affections qui sont susceptibles d'être traitées par l'électricité. MM. Nobili et Mattucci les ont conseillés dans le traitement du tétanos.

Pour l'application des courants continus, il est essentiel d'avoir une pile à courant aussi constant que possible. Celles qui sont le plus employées sont la pile à auges, la pile de Daniell, de Bunsen, celles de M. Marie-Davy au sulfate de plomb ou au sulfate de mercure.

Mode d'application. — Partant de ce fait physiologique que lorsqu'on fait circuler un courant centrifuge et continu d'une certaine intensité dans un nerf, et qu'on prolonge son action, on engourdit momentanément la sensibilité de ce nerf, M. Becquerel a pensé que ce qui avait lieu pour l'état physiologique, on

pouvait le voir se réaliser pour l'état pathologique.
C'est, en effet, ce qui arrive dans les névralgies, les
convulsions et les contractures. Pour appliquer cette
méthode, on a toujours soin que le pôle positif soit
placé sur le nerf sur lequel on agit, du côté du centre
cérébro-spinal, et le pôle négatif au point le plus éloigné, de manière à avoir un courant centrifuge. On se
sert à cet effet d'une pile à auges de vingt à trente couples, modérément chargée. Dans ces cas, Magendie
employait toujours la galvano-puncture et il en retirait
les meilleurs effets.

Ces courants galvaniques s'appliquent au moyen des
excitateurs dont nous avons parlé, en ayant soin de les
approprier à chaque organe sur lequel on agit et au
genre d'affection qu'on a à traiter.

B. *Courants intermittents*. — Ces courants furent
d'abord mis en usage par Fabré-Palaprat qui ajouta le
premier un interrupteur aux piles ordinaires. On les
emploie peu aujourd'hui que l'on a les appareils à induction. Ils servent à déterminer des contractions. Les
moyens d'application sont les mêmes que pour les
courants galvaniques.

C. *Galvano-puncture*. — Ce mode d'application du
galvanisme qui a lieu au moyen d'aiguilles implantées
dans les parties que l'on veut électriser, ainsi que nous
l'avons déjà expliqué à propos de l'électro-puncture,
a été mis en usage pendant longtemps et avec beaucoup
de succès par Labaume, Fabré-Palaprat, Sarlandière,
Magendie, J. Cloquet, etc. C'est un moyen qui locali-
sait bien les courants galvaniques et qui a rendu de
grands services dans le traitement des névralgies et de
l'amaurose ; mais il a contre lui la douleur assez vive
qu'il fait naître et les eschares qu'il détermine presque
toujours. On y a entièrement renoncé pour l'électrisation localisée. Nous croyons cependant que dans certaines tumeurs solides ou liquides, cette méthode peut
donner des résultats qu'on n'obtiendrait pas avec les
autres. C'est ainsi que M. Schuster l'a recommandée
dans l'anévrisme, l'hydrocèle, les hydarthroses, le

goître enkysté, et diverses autres productions mor-
bides.

Pour terminer ce qui a trait au galvanisme, nous
dirons quelques mots touchant les appareils destinés
à fournir un courant continu et permanent. Ce sont des
chaînes, des ceintures, des buscs, des plaques, etc.,
remplissant plus ou moins les conditions voulues pour
former une pile voltaïque. Tous ces instruments doivent s'adapter parfaitement et sans causer de gêne à
chaque partie du corps sur laquelle ils sont destinés à
rester appliqués pendant toute la durée du traitement;
leur courant doit être continu, permanent et aussi
constant que possible. Si ces conditions ne sont pas
remplies ou ne le sont qu'imparfaitement, leur action
est nulle ou à peu de chose près. C'est en effet ce qui a
lieu; car, tous ces appareils, à l'exception des chaînes,
ne fournissent aucune espèce de courant, et ces dernières ne donnent encore qu'un courant de faible intensité et dont l'action cesse promptement. En effet,
comme il faut les tremper dans le vinaigre ou l'eau
acidulée pour les mettre en action, elles perdent bien
vite, en séchant, leur liquide excitateur, principe du
courant voltaïque. De plus, l'application longtemps
continuée de ces instruments imprégnés d'un liquide
irritant détermine l'inflammation de la peau, de
l'érythême et même de l'eczèma, ainsi que nous en
avons vu plusieurs exemples. Ce sont donc de mauvais
appareils auxquels il faut renoncer. Nous en dirons
autant de la pile portative au sulfate de plomb, qui est
d'un usage fort incommode et qui s'épuise rapidement.

Pour qu'un appareil, ayant une semblable destination puisse avoir une efficacité réelle et fournisse véritablement un courant permanent et aussi constant que
possible, il faut qu'il renferme en lui-même ou qu'il
rencontre sur le lieu où on l'applique un principe excitateur. C'est ce qui a lieu pour le cataplasme galvanique de Récamier, tant vanté par les uns et tant décrié
par les autres. Sans vouloir nous faire juge à ce sujet,
nous dirons que l'idée en était ingénieuse en même
temps que rationnelle, car les conditions de développe-

ment d'un courant continu et permanent sont remplies, et si l'appareil fonctionne mal et ne produit aucun effet, cela dépend de la mauvaise disposition de ses parties constituantes.

La *galvano-caustique* est l'emploi de la chaleur électrique dans le traitement des affections qui sont du ressort de la chirurgie. On se sert à cet effet de piles produisant une grande quantité d'électricité et par conséquent à larges surfaces. Nous y reviendrons en parlant des applications chirurgicales de l'électricité.

ELECTRICITÉ D'INDUCTION. — L'électricité d'induction prend sa source, ainsi que nous l'avons dit en parlant des appareils, soit dans une pile, soit dans un aimant. Elle est aujourd'hui presque le seul état sous lequel on emploie l'électricité dans les applications thérapeutiques. Elle a pour caractères principaux de produire instantanément la sensation cutanée la plus aiguë, qui cesse immédiatement avec l'opération, qui se gradue depuis le simple chatouillement jusqu'à la douleur la plus vive, soit en passant par tous les degrés intermédiaires, soit en passant subitement d'un extrême à l'autre, sans jamais désorganiser la peau. Un tel agent ne peut manquer de répondre à une foule d'indications, soit qu'on veuille rappeler la sensibilité, comme dans les anesthésies, soit qu'on veuille seulement produire une révulsion ou une perturbation sur un point quelconque de la peau, comme dans les douleurs névralgiques ou rhumatismales. Cette excitation ne laissant aucune trace ou seulement un léger érythème peut être renouvelée fréquemment, et elle s'approprie au degré d'excitabilité de chaque individu et de chaque région du corps.

L'électricité d'induction est celle qui convient le mieux dans le traitement des paralysies du mouvement ; on peut limiter son action dans chaque muscle, et agir avec des courants d'une grande intensité sans surexciter le sujet, en ayant soin toutefois de ralentir les intermittences Elle pénètre assez profondément les tissus pour remplacer la galvano-puncture dans presque

tous les cas où il s'agit de localiser les courants.
Comme elle stimule fort peu la rétine, elle est exclusivement indiquée quand il faut provoquer la contractilité musculaire à la face, sans exposer la rétine à une
surexcitation. Son action chimique étant presque nulle,
elle ne peut servir à la coagulation du sang dans le
traitement des anévrismes.

On applique l'électricité d'induction au moyen des
excitateurs de différentes formes, dont nous avons
donné la description, et que l'on choisit suivant les cas
et les organes auxquels on les destine.

§ II. — DES DIFFÉRENTES MÉTHODES D'ÉLECTRISATION.

Les différentes méthodes d'électrisation peuvent se
résumer à trois principales : *l'électrisation par courants continus, l'électrisation localisée et l'électrisation
généralisée.* Ces trois méthodes renferment tous les
modes d'administration de l'électricté.

1° *Electrisation par courants continus.* — Cette
méthode s'emploie de deux manières différentes : par
courants continus et par courants continus permanents.

A. *Par courants continus.* — Ces courants, adoptés,
comme nous l'avons dit, par M. Remak de Berlin, ont
été aussi beaucoup employés par M. Becquerel qui en
fait un grand éloge, dans les cas de névralgies surtout.
M. Remak fait usage, pour leur application, d'une pile
de Daniell de 50 à 60 couples. Nous avons indiqué
plus haut le manuel opératoire de ce genre d'électrisation. Dans les mémoires adressés à l'Académie des
sciences de Paris et à la Société des sciences médicales de Berlin, M. Remak dit avoir obtenu les plus heureux résultats par l'emploi des courants continus dans
les hémiplégies, les paraplégies, les rhumatismes et
contractures rhumatismales, les affections de la moelle
épinière, l'atrophie musculaire, les névralgies, la sciatique, les différents troubles du système nerveux tels

que le tremblement des membres, la chorée, le bégaiement, l'épilepsie.

B. *Par courants continus permanents.* — Cette manière d'appliquer l'électricité ne peut avoir lieu qu'au moyen d'appareils produisant constamment un courant voltaïque et disposés de façon à être placés commodément sur la peau. Nous avons déjà dit que généralement les appareils employés à cette destination ne remplissaient pas les conditions voulues et nous avons indiqué ce que devait être un appareil de ce genre; nous ne reviendrons pas sur ce sujet. Ces courants, bien qu'imparfaitement appliqués, et avec des instruments défectueux, ont néanmoins donné quelques bons résultats dans certains cas de rhumatismes, de névralgies, de goutte, et dans cette série d'affections nerveuses désignées sous le nom de névroses et de nervosisme.

Enfin, tels que sont les moyens d'appliquer cette méthode électrothérapique, M. le docteur Hiffelsheim assure avoir à s'en louer dans le traitement des affections mentales revêtant la forme d'hallucinations.

L'électricité de contact (galvanisme) est seule employée pour appliquer cette méthode d'électrisation.

2° *Electrisation localisée.* — L'électrisation localisée est une méthode qui consiste à arrêter l'électricité dans la peau sans stimuler les organes qu'elle protége, ou à traverser ce tissu, sans l'intéresser, pour concentrer cette puissance dans un nerf, dans un muscle, enfin à faire pénétrer l'agent électrique dans les parties profondément situées, et qui permet d'agir sur l'organe malade sans exposer les organes sains, et quelquefois le système nerveux tout entier, aux inconvénients ou aux dangers de la stimulation électrique.

Cette méthode qui a joui d'une vogue immense, grâce aux beaux travaux et aux efforts persévérants de M. Duchenne, de Boulogne, est encore aujourd'hui suivie d'une manière presque exclusive dans les applications médicales. Nous croyons qu'on s'est beaucoup

trop exagéré les avantages et la supériorité de l'électrisation localisée, que nous regardons comme bien
inférieure à l'électrisation généralisée, dans toutes les
affections dont les symptômes sont multiples et le
siége souvent inconnu. C'est surtout dans les études
physiologiques du système musculaire que l'électrisation localisée a rendu des services ; et, entre les mains
habiles de M. Duchenne, elle a fait connaître d'une
manière beaucoup plus précise que jusqu'alors les
fonctions de chaque muscle et de chaque système de
muscles. Quant à la limitation du courant électrique
dans un muscle, dans un nerf ou dans un organe
quelconque, c'est une prétention que nous ne pouvons
admettre ; le système nerveux qui se distribue à toutes
les parties du corps humain et qui les fait communiquer entre elles par ses innombrables filets anastomotiques s'oppose à une localisation absolue du courant
électrique. C'est à ce retentissement dans l'économie
entière qu'il faut attribuer l'influence si active exercée sur la menstruation chez les femmes qu'on électrise en employant l'électrisation localisée, et tout en
agissant sur les parties les plus éloignées de l'appareil
génital.

L'électrisation localisée peut s'administrer en employant les trois espèces d'électricité : l'électricité
statique, l'électricité de contact ou galvanisme, et
l'électricité d'induction.

L'*électricité statique* peut se limiter dans un muscle,
ainsi qu'il résulte des expériences de M. Duchenne,
en employant la bouteille de Leyde qu'on charge avec
la machine électrique à plateau de verre, sur laquelle
on place un électromètre de Lane pour ne pas s'exposer à des effets trop intenses, et en employant des
excitateurs recouverts de peau mouillée afin de modérer la commotion et la sensation de l'étincelle.
On peut encore faire usage des aiguilles à acupuncture.

L'*électricité de contact* ou *galvanisme* peut aussi se
limiter dans un organe quelconque, soit au moyen
des excitateurs humides soit avec les aiguilles. Le

appareils électrique portatifs, tels que chaînes, plaques, ceintures, etc., fournissant des courants continus font partie de ce mode d'électrisation. On devra toujours, dans ces applications, se rappeler que l'électricité galvanique affecte vivement la rétine et qu'elle possède une action chimique et calorifique fort développée quand on fait usage de couples à larges surfaces.

L'électricité d'induction est celle qu'on emploie de préférence, et on peut dire presque exclusivement, pour appliquer l'électrisation localisée. On distingue l'électrisation cutanée, et l'électrisation musculaire directe ou indirecte.

L'électrisation cutanée s'exécute de trois manières différentes : par la main électrique, par les excitateurs métalliques, et par les fils métalliques.

A. *Par la main électrique.* — On se sert pour cela d'un excitateur humide qui communique avec un des pôles de l'appareil et qu'on applique sur un point peu irritable du corps du malade, tandis que l'autre excitateur en rapport avec l'autre pôle est tenu dans les mains de l'opérateur qui passe rapidement la face dorsale de la main libre sur les points qu'il veut exciter.

La peau de l'individu à qui on applique l'électrisation cutanée doit être préalablement desséchée avec de la poudre de riz ou de lycopode.

B. *Par les corps métalliques.* — On agit comme précédemment, à l'exception que la main de l'opérateur est remplacée par un excitateur métallique plein, de forme plate, cylindrique, olivaire ou conique. On promène ces excitateurs rapidement, à moins qu'on ne veuille obtenir une vive révulsion ainsi que cela a lieu lorsqu'on applique le clou électrique.

C. *Par les fils métalliques.* — Les fils métalliques sont employés sous forme de pinceau ou de balai, enfoncés dans un tube métallique duquel on les fait sortir plus ou moins, et communiquant avec un des pôles de l'appareil. On s'en sert en parcourant la surface malade, en les laissant en place un certain temps, ou encore en frappant légèrement la peau avec leur extrémité : c'est ce qu'on appelle la fustigation électrique.

L'électrisation cutanée agit comme excitante et révulsive ; elle produit une sensation qui varie depuis le simple chatouillement jusqu'à la douleur de la brûlure la plus vive. On comprend alors combien son action thérapeutique est puissante et étendue, et quels services elle est appelée à rendre à la médecine.

L'électrisation musculaire consiste à limiter exactement la puissance électrique dans un muscle ou dans un faisceau musculaire : c'est l'électrisation musculaire directe ; ou à concentrer l'excitation électrique dans les plexus ou les troncs nerveux qui la conduisent aux muscles placés sous leur dépendance : c'est l'électrisation musculaire indirecte.

Le premier mode donne des mouvements partiels, et le second des mouvements d'ensemble.

On conçoit combien il est indispensable dans ce dernier cas d'avoir une connaissance exacte de la position et des rapports anatomiques des nerfs.

Nous donnerons plus tard les lieux d'élection importants à connaître pour l'application des réophores.

Les excitateurs devront être recouverts de peau humide ou armés d'une éponge mouillée afin de faire pénétrer plus profondément le courant électrique.

3° *Electrisation généralisée.* — L'électrisation généralisée, beaucoup trop délaissée aujourd'hui, a cependant rendu des services à la thérapentique, et est appelée, nous en avons la conviction, à en rendre de bien plus grands encore, lorsqu'on voudra étudier ses effets avec soin et l'appliquer sans idée préconçue.

Toutes les applications de l'électricité à la médecine, avant l'époque où Sarlandière imagina d'employer l'acupuncture pour localiser cet agent et le faire pénétrer plus profondément dans nos organes, se rattachent à l'électrisation généralisée et furent faites au moyen de l'électricité statique : c'est ainsi qu'on a le bain électrique positif ou négatif. L'électrisation généralisée peut être employée au moyen de l'électricité galvanique, mais c'est surtout de l'électricité d'induction dont on se sert pour mettre en pratique cette méthode.

Le professeur Dropsy, de Cracovie, a publié, en 1857, un ouvrage dans lequel il expose toute une doctrine d'électrisation généralisée, en même temps qu'il fait ressortir l'importance de cette méthode électrique. Nous allons donner brièvement ici un aperçu de ce travail : L'électricité, dit M. Dropsy, existe naturellement dans l'organisme humain, et s'y manifeste d'après une certaine loi qui est à l'état normal, constante sans exception, et qui, dans l'état de maladie présente toujours des aberrations. Le but principal des applications de l'électricité, dans les maladies, est d'agir sur les nerfs, qui sont les premiers moteurs et régulateurs des fonctions de l'organisme et de régler les courants électriques qui lui sont propres, et qui ont alors une polarité plus ou moins opposée à celle de l'état normal. L'électricité du corps humain à l'état physiologique peut s'exprimer par une formule, de même qu'on peut noter aussi par une formule les déviations de l'électricité dans l'état pathologique. L'idée de la maladie est fondée sur la notion du plus ou du moins, de ces deux facteurs de toutes les vérités mathématiques, et on parvient à sa conception par l'examen de certains points de l'organisation à l'état normal. Dans cette doctrine, la maladie et le moyen de la guérir sont identiques. L'application locale de l'électricité n'est satisfaisante que par exception, tandis que l'application générale est, sans exception, efficace. Le traitement des maladies curables par l'électricité, d'après la méthode de généralisation, a une certaine valeur, en comparaison des autres méthodes curatives ; elle réalise le diagnostic et le traitement de la maladie. L'application de l'électricité ne peut donc avoir pour but que de changer une polarité inverse en polarité normale, en un mot de régler les perversions polaires.

Tels sont les principaux points de doctrine de la méthode de M. Dropsy. Nous allons maintenant indiquer le *procédé opératoire* de cette méthode.

M. Dropsy applique l'un des pôles, par des courants dérivés, à quatre points correspondants aux centres nerveux et qu'il nomme points cardinaux centraux. Ce sont : 1° Le sommet de la tête ; 2° la région cervicale de la colonne vertébrale ; 3° la région lombaire de cette même partie ; 4° le centre épigastrique. L'autre pôle est mis en rapport, également par des courants dérivés, avec deux autres points qu'il nomme cardinaux périphériques et qui sont : 1° les mains, 2° les pieds. Voici maintenant les propositions qui sont la base de sa méthode. Dans l'état électrique normal ou physiologique, les courants développent leur action, eu égard au degré de sensation et au temps de la perception, dans l'ordre suivant : 1° Le sommet de la tête ; 2° la région cervicale ; 3° la région lombaire ; 4° le centre épigastrique ; 5° les mains ; 6° les pieds.

Lorsque cet ordre existe, l'équilibre électrique est normal et complet ainsi que l'équilibre physiologique. Dans le cas contraire, c'est-à-dire dans l'état pathologique, il y a des aberrations plus ou moins tranchées de l'équilibre électrique, et la santé revient au fur et à mesure qu'on se rapproche davantage de cet équilibre dans le traitement de la maladie. M. Dropsy fait encore choix d'autres points secondaires, dans certains cas, pour en déterminer le degré de sensibilité physiologique ; ainsi pour la tête, les régions sus et sous-orbitaires, mentonnière et retro-auriculaire, et les mamelles chez les femmes. A chaque séance d'électrisation, il alterne le sens du courant ; c'est-à-dire qu'il est tour à tour centrifuge et centripète. Les effets produits par l'électricité, dans l'application de cette méthode, doivent être de la chaleur, des fourmillements et des picotements, mais jamais de la douleur. Sans accepter entièrement les formules de M. Dropsy sur l'équilibre électrique, nous devons dire que l'électrisation généralisée sagement administrée est appellée à rendre les plus grands services à la thérapeutique ;

elle n'irrite jamais les malades, et peut par conséquent être mise en usage chez les sujets les plus nerveux dont elle calme souvent l'extrême irritabilité.

Nous avons souvent été à même d'en apprécier les heureux résultats et cela dans des cas où l'électricité, que la méthode de localisation des courants à haute tension a fait considérer comme très-excitante, paraissait entièrement contre-indiquée. Dans bien des circonstances, on devra modifier le procédé opératoire de M. Dropsy que nous n'avons jamais suivi d'une manière absolue.

C'est ainsi que journellement nous employons avec le plus grand succès cette méthode associée à l'électrisation révulsive, dans toutes les affections où l'élément *douleur* joue le principal rôle, telles que les névralgies, les rhumatismes, etc., etc.

Il y a encore d'autres modes d'électrisation généralisée, au moyen de bains entiers ou de bains partiels.

Les *bains hydro-électriques* (nous les nommons ainsi pour les distinguer de ceux qu'on administre au moyen de l'électricité statique), sont ainsi décrits par M. Becquerel : L'individu que l'on veut y soumettre est placé dans une grande baignoire pleine d'eau salée, à une température convenable (une baignoire métallique peut convenir, mais on aurait des effets beaucoup plus nets si cette baignoire était de bois ou d'une substance non conductrice); un de ses bras sort de l'eau et va plonger dans une petite cuve de porcelaine ou de verre placée à une certaine distance et pleine d'eau salée.

Les choses ainsi disposées, on plonge le réophore positif, par exemple, dans la grande baignoire, et l'on fait agir avec des intermittences le réophore négatif dans la petite cuve dans laquelle est plongé le bras. Dès que ce courant intermittent est en action, le corps entier du sujet entre dans une véritable agitation due à la contraction fibrillaire de tous les muscles. De tels bains ne doivent jamais être prolongés au-delà de sept à huit minutes. Ils peuvent rendre des services en agissant comme de puissants stimulants dans les cas de débilité profonde, d'anémie portée à un haut degré, etc.

Il existe un autre mode d'administration du bain hydro-électrique qui a été beaucoup préconisé par M. Moretin : Le malade est placé dans une baignoire en bois remplie d'eau tiède, où plonge dans le liquide à chaque extrémité et sans toucher le corps les deux pôles d'un appareil de Ruhmkorff en communication, par des fils métalliques recouverts de gutta-percha, avec le courant inducteur ou courant de 1er ordre. Il se produit alors des contractions des muscles des membres inférieurs. En variant la position des réophores dans le bain, on peut diriger le courant sur les épaules, sur les bras, etc. ; en un mot le localiser en quelque sorte. Ces bains produisent de la chaleur, de l'animation ; les forces se raniment, l'obésité disparait et toutes les fonctions se ressentent de leur action bienfaisante.

Les courants sont d'autant plus intenses que le liquide du bain est moins bon conducteur ; ainsi l'eau pure donnera un courant au maximum, tandis qu'il sera au minimum avec l'eau salée ou acidulée. M Matteucci explique ce fait par la production de courants dérivés qui se forment et agissent sur le corps, qui remplace le galvanomètre dans l'eau, avec d'autant plus d'intensité que ce corps est meilleur conducteur que le liquide dans lequel il est plongé.

Comme on peut employer pour ces bains toutes les préparations usitées en pareil cas, on comprendra facilement combien la réunion des effets médicamenteux du bain avec les effets des courants électriques peut être puissante et de quelle application étendue elle est en thérapeutique. La baignoire employée pour ces sortes de bains doit être de matière isolante, telle que le bois, le caoutchouc durci, la gutta-percha.

On devra se servir d'un appareil puissant, comme celui de Ruhmkorff, par exemple.

Les *bains partiels* sont le bain de pieds qui se compose de deux petites cuves dans chacune desquelles on met de l'eau salée ou de l'eau acidulée tiède.

Le malade plonge chacun de ses pieds dans chaque cuve dont l'une est en communication avec le pôle positif et l'autre avec le pôle négatif d'un appareil d'induction, à l'aide des conducteurs métalliques qui y sont plongés. On voit alors les extrémités inférieures devenir le siége d'une contraction fibrillaire musculaire continue, dont l'intensité est en rapport avec celle de l'appareil.

On peut plonger également dans ces petites cuves un pied et une main du même côté ou les deux mains.

Ces bains partiels peuvent rendre de grands services dans certains cas de paralysies.

Ces cuves peuvent être en métal ; mais il est préférable qu'elles soient en bois ou en porcelaine : les effets seront plus marqués et la graduation plus facile.

Telles sont, dans l'état actuel de la science, les méthodes d'électrisation avec leurs différents modes d'administration. Quelques auteurs admettent seulement l'électrisation localisée et l'électrisation généralisée ; nous avons cru devoir donner place à une troisième méthode : l'électrisation par courants continus, permanents ou non. La raison que nous donnerons de cette manière de faire, c'est que l'électrisation par courants continus, tout en participant de l'électrisation localisée et de l'électrisation généralisée, ne peut être confondue avec aucune de ces méthodes, qu'elle a une manière d'être qui lui est particulière et qu'elle remplit des indications spéciales bien suffisantes pour la faire ériger en méthode.

CHAPITRE IV.

DES MALADIES QUI RÉCLAMENT L'EMPLOI DE L'ÉLECTRICITÉ, SUIVIES DU PROCÉDÉ OPÉRATOIRE APPLICABLE A CHACUNE D'ELLES.

Les limites dans lesquelles nous voulons nous renfermer dans ce travail ne nous permettant pas de donner une description détaillée de chacune des maladies qui réclament l'emploi de l'électricité, nous nous bornerons à indiquer les caractères principaux des affections les plus importantes, nous contentant d'énumérer seulement les autres.

Pour faciliter cette étude, nous adopterons la classification suivante :

1° Paralysies ;
2° Névralgies ;
3° Névroses ;
4° Atrophies ;
5° Affections diverses ;
6° Applications chirurgicales.
7° Electro-chimie.

Nous donnerons pour chaque affection le mode d'électrisation et le procédé opératoire qui devront être employés de préférence d'après les données acquises à la science jusqu'à ce jour.

§ I. PARALYSIES.

On entend par paralysie la perte totale ou la diminution notable du sentiment et du mouvement.

Le pronostic des paralysies dépendant de la cause qui les a produites, il est important d'établir, à cet égard, un diagnostic positif. L'électricité, dont la puissance est incontestable dans le traitement de ces affections, servira encore à diriger le médecin dans la recherche de ce diagnostic.

Les expériences de MM. Marschal-Hall et Duchenne de Boulogne ont permis de constater que dans cer-

taines paralysies, *les muscles conservent la propriété
d'être influencés par les courants électriques*, aussi bien
que dans leur état normal, tandis que dans d'autres
paralysies *leur contractilité et leur sensibilité sont si-
multanément ou isolément anéanties, ou plus ou moins
diminuées.*

Le tableau suivant présente l'état de ces deux propriétés dans les différentes paralysies :

PARALYSIES.	CONTRACTILITÉ ÉLECTRO-MUSCULAIRE	SENSIBILITÉ
1o Avec altération du cerveau...	Normale...............	Normale.
2o Avec altération de la moelle épinière ou des nerfs.......	Nulle ou notablement diminuée...........	Nulle ou notablement diminuée.
3o symptomatique de lésions organiques siégeant ailleurs que dans le systéme nerveux.	Normale ou légèrement diminuée...........	Normale, diminuée ou exaltée.
4o Symptomatique d'une intoxication...................	Nulle ou diminuée, mais *seulement* dans quelques muscles de l'avant-bras et de la main.	Diminuée seulement.
5o Symptomatique d'un affaiblissement général de l'organisme consécutif de fièvres, d'anémie, ou d'une grande déperdition organique...........	Normale, diminuée ou abolie quand il y a atrophie des muscles.	Normale, diminuée ou abolie.
6o Rhumatismale...............	Normale, mais nulle et diminuée dans quelques paralysies de la face	Normale, diminuée ou exaltée.
7o Hystérique ou nerveuse.......	Normale...............	Normale ou diminuée.
8o Anciennes, par suite de l'altération du cerveau ou de la moelle épinière.......	Anéantie ou considérablement diminuée, parce que les muscles peuvent s'atrophier et sublir la transformation graisseuse.	Anéantie ou considérablement diminuée.

Pour faciliter l'étude de ces affections, nous suivrons, à l'exemple de M. Becquerel, la classification suivante qui renferme trois grandes divisions :

1° Paralysies des muscles de la vie de relation ;

2° Paralysies des muscles de la vie organique ;

3° Paralysies du sentiment (anesthésie) et des nerfs des organes des sens ;

I. Paralysies des muscles de la vie de relation,

L'étude de ces paralysies étant assez compliquée, il est nécessaire pour y jeter un peu de clarté d'adopter un ordre basé sur le siége ou la cause du mal. Ainsi, nous les diviserons en :

1° Paralysies symptomatiques d'une lésion organique du cerveau ou de ses membranes, comprenant l'hémorrhagie cérébrale, le ramollissement aigu et chronique, les tumeurs cérébrales de diverses natures.

2° Paralysies symptomatiques d'une lésion organique de la moelle épinière ou de ses membranes, comprenant les hémorrhagies, le ramollissement aigu et chronique, les tumeurs ; •

3° Paralysies symptomatiques des lésions des nerfs ;

4° Paralysies nerveuses ou essentielles ;

5° Paralysies rhumatismales ;

6° Paralysies par intoxication ;

7° Paralysies diverses et non classées.

1° Paralysies symptomatiques d'une lésion du cerveau ou de ses membranes. — Dans l'hémorrhagie cérébrale récente, c'est-à-dire avant six mois au moins, l'emploi des courants électriques dans les muscles paralysés est non-seulement inutile, mais encore dangereux eu ce qu'il peut déterminer de nouvelles hémorrhagies cérébrales.

Dans les hémorrhagies cérébrales anciennes, lorsque la contractilité musculaire est conservée intacte dans les membres paralysés, l'application thérapeutique des courants électriques viendra utilement en aide au retour des mouvements à l'état normal.

Dans les hémorrhagies cérébrales, lorsque la contractilité électro-musculaire est diminuée dans les membres paralysés, ou qu'il existe de la contracture dans ces mêmes membres, l'électricité employée d'une façon lente et prudemment graduée fera cesser la contracture et rétablira les mouvements.

Dans les ramollissements récents du cerveau, l'électricité est inutile et peut être nuisible. Dans le ramollissement chronique, lorsque la contractilité électro-musculaire est diminuée ou même abolie, l'électricité peut contribuer beaucoup à l'amélioration des symptômes et au retour même intégral des mouvements.

Dans les tumeurs cérébrales de diverses natures, telles que les tumeurs d'origine inflammatoires, les tumeurs fibreuses, tuberculeuses, cancéreuses, les exostoses intérieures du crâne, les kystes simples ou hydatiques, il est évident que l'emploi de l'électricité est inutile tant que la cause existe.

Procédé opératoire. — On emploiera l'électrisation localisée en promenant sur les organes paralysés les excitateurs garnis des éponges humides, avec un courant de 1er ordre. L'intensité des courants sera en raison inverse de la contractilité électro-musculaire. Il faut quelquefois employer une grande tension pour vaincre une inertie musculaire qui est souvent due à un commencement d'atrophie.

2° *Paralysies symptomatiques d'une lésion de la moelle ou de ses membrannes.* — Dans la *myélite aigüe*, comme dans l'hémorrhagie cérébrale récente, les courants électriques sont non-seulement contre indiqués, mais ils exposeraient même à voir le mal s'aggraver.

Dans la *myélite chronique*, affection si commune, caractérisée par la paraplégie qui en est le phénomène morbide le plus général et le plus important, l'électricité peut rendre de grands services. On attendra pour y avoir recours que les symptômes de paralysie soient arrivés au moins à un état stationnaire, sinon décroissant. Les courants électriques seront employés avec prudence et on les cesserait aussitôt si on venait

à s'appercevoir du moindre symptôme d'aggravation.
Il y a de grandes chances de succès lorsque la paraplégie est incomplète et que la contractilité électro-
musculaire n'est que diminuée. Dans tous les cas, le
traitement est fort long, et il serait préférable de ne
pas l'entreprendre si on n'était pas certain de la doci-
lité du sujet.

PROCÉDÉ OPÉRATOIRE. — On pourra employer ici l'é-
lectrisation localisée au moyen des réophores armés
d'éponges humides et faire contracter tous les muscles
paralysés, mais comme ce procédé est long et fati-
gant pour les malades, on devra y joindre l'électrisation généralisée au moyen des bains de pieds ou
des tabourets électriques, pendant 10 à 12 minutes
chaque jour.

3º *Paralysies symptomatiques des lésions des nerfs.* —
Toute lésion matérielle d'un nerf du mouvement ou
d'un nerf mixte, si cette lésion est d'une certaine intensité et en a amené la destruction ou la désorganisation, anéantit le mouvement et quelquefois le sentiment dans les parties auxquelles ce nerf se distribue.

Les principales lésions capables de produire ces
effets sont, la névrite aigüe ou chronique, la section
traumatique d'un nerf, sa compression par une tumeur,
sa destruction par la suppuration, des eschares gangré-
neuses, des cancers.

Ces lésions sont plus ou moins complètes et par
conséquent la contractilité électro-musculaire et la
sensibilité sont plus ou moins abolies. On a admis
aussi que les anastomoses des filets nerveux des nerfs
malades étaient des agents de transmission tels, que
l'excitation cérébrale pourrait se communiquer des
premiers aux derniers; il ne faut donc pas renoncer à
entreprendre le traitement, même dans les cas les plus
graves.

Ainsi, quand il y aura abolition complète des mouvements volontaires, de la contractilité électro-musculaire et de la sensibilité, M. Duchenne de Boulogne,
veut encore que l'on entreprenne le traitement et il

prétend avoir réussi dans un cas de ce genre. A plus
forte raison réussira-t-on quand, avec la paralysie des
mouvements volontaires, il y a conservation de la sensibilité et de la contractilité électro-musculaire, et surtout
quand la paralysie des mouvements volontaires est
incomplète, et qu'il y a conservation ou simple diminution de la contractilité et de la sensibilité.

La *Paralysie du nerf facial* est une affection si commune qu'elle mérite un examen à part. Nous laisserons de côté celle qui est la conséquence d'une hémiplégie symptomatique d'une hémorrhagie ou d'un
ramollissement du cerveau, et nous ne parlerons que
de l'hémiplégie faciale qu'on rencontre seule, sans
autre phénomène morbide.

Les causes principales de la paralysie faciale sont
une hémorrhagie ou un ramollissement très-circon-
scrit dans le bulbe rachidien, une congestion san-
guine du nerf facial occasionnée par un refroidissement ou un courant d'air, la compression par une
tumeur siégeant à l'origine ou sur le trajet du nerf, sa
blessure ou sa destruction.

Lorsque cette paralysie est le résultat de la destruction, de la section ou de la compression du nerf facial,
il est inutile, bien entendu, d'essayer les courants élec-
ques; mais dans l'hémiplégie de cause rhumatismale, ou lorsqu'il y a ramollissement ou hémorrhagie,
on devra toujours avoir recours à l'électricité qui est le
meilleur moyen, sans contredit, de rétablir la contractilité électro-musculaire et le mouvement volontaire.

Procédé opératoire. — On donnera la préférence à
l'électrisation localisée, en employant le courant de
1ᵉʳ ordre avec les éponges humides. Dans les cas rebelles, on pourra avoir recours aussi à l'électro-puncture qui a quelquefois donné de beaux résultats en
pareille circonstance. Mais qu'on oublie pas qu'il faut
souvent employer pendant fort longtemps les applications électriques dans une affection aussi tenace que
cette paralysie. S'il survenait des contractures dans
les muscles de la face pendant ce traitement, on le
cesserait ou au moins on le suspendrait.

4° — *Paralysies nerveuses ou essentielles.* — Ces paralysies, dans lesquelles on ne trouve pas d'altérations anatomiques, comprennent les paralysies hystériques, les paralysies sympathiques des maladies des organes génito-urinaires, et les paralysies essentielles proprement dites.

Dans les *paralysies hystériques* qui se développent exclusivement chez les femmes fortement hystériques, avec sensation de la boule, on observe différents types. Ainsi, il peut y avoir paraplégie, hémiplégie, ce qui est plus rare, ou paralysie isolée d'un membre ou même d'une partie d'un membre, ce qui est le plus fréquent. M. Valérius, de Gand, qui a publié un travail remarquable sur ces paralysies, les attribue à un trouble survenu dans l'état électrique des muscles paralysés, trouble que l'électricité galvanique ferait disparaître.

Quel que soit le degré de la paralysie hystérique, la contractilité électro-musculaire est toujours intacte, et il n'y a pas de différence, sous ce rapport, entre les membres paralysés et ceux qui ne le sont pas.

L'électricité est le traitement le plus efficace à employer dans ces sortes de paralysies; quelques séances suffisent souvent pour déterminer la guérison.

Procédé opératoire.—On emploiera l'électrisation localisée en agissant par l'intermédiaire des éponges mouillées, avec un courant de 1er ordre, de peu d'intensité en commençant. Le courant sera dirigé du centre aux extrémités et les intermittences seront lentes. Si ce mode d'application causait de l'excitation, on aurait recours à l'électrisation généralisée et on placerait à la nuque le pôle positif au moyen d'une plaque et le pôle négatif dans les mains par l'intermédiaire des cylindres. On pourrait changer cette position au bout de quelques minutes et placer le pôle positif à l'épigastre et le pôle négatif aux pieds en se servant des tabourets ou du bain de pieds électrique. On a fait aussi quelquefois des applications métalliques qui ont réussi dans ces cas.

Les *paralysies sympathiques des maladies des organes génito-urinaires* reconnaissent pour cause la néphrite aiguë au chronique, simple et primitive aussi bien que consécutive de calculs, d'affections de la prostate, de cystite, d'uréthrite, de rétrécissements de l'uréthre; les pertes séminales, la masturbation, les affections de l'utérus, la grossesse, etc. Ces paralysies se présentant sous forme de paraplégies, M. Leroy-d'Etiolles a cherché à expliquer le développement de cette paraplégie en disant : que le grand sympathique, qui préside aux fonctions des organes génito-urinaires, transmet la souffrance aux nerfs moteurs des membres inférieurs, par l'intermédiaire de ses plexus et de ses ganglions. M. Becquerel prétend que les filets du grand sympathique qui président aux fonctions des organes génito-urinaires, peuvent transmettre à la moelle, par l'intermédiaire de leurs nombreuses anastomoses avec les filets médullaires, la souffrance de ces organes, et la moelle détermine la paraplégie par une action réflexe.

Quoiqu'il en soit, on pourra toujours avoir recours à l'électricité contre ces paralysies, en même temps que, par des moyens appropriés, on traitera l'affection primitive. Il y aura surtout des chances de succès si cette dernière est guérie ou seulement en voie de guérison.

PROCÉDÉ OPÉRATOIRE. — On emploiera l'électrisation des muscles paralysés lorsque l'affection primitive sera disparue et qu'il n'y aura plus que la paraplégie. Dans le cas contraire on pourra avoir recours aux courants continus appliqués sur la région des reins.

Les paralysies essentielles proprement dites, qui le plus souvent affectent encore la forme de paraplégies, sont celles qu'on observe quelquefois chez des sujets chlorotiques ou devenus anémiques. Elles se développent aussi à la suite de la masturbation, d'excès vénériens, de pertes séminales involontaires, de fièvres graves et notamment de la fièvre typhoïde et de la variole. Ces paralysies, qui siégent dans les membres inférieurs, sont complètes ou incomplètes; elles sont souvent accompagnées de quelque autre phénomène nerveux ou de quelque névrose. L'intégrité des fonctions digestives et urinaires sont conservées ainsi que l'embonpoint naturel. La contractilité électro-musculaire existe aussi intégralement. Il n'y a pas de douleurs rachidiennes, ni en ceinture comme dans les affections de la moelle. On n'observe jamais de contractures.

Dans ces paralysies, l'électricité compte de nombreux succès, surtout lorsqu'elle est employée avec persévérance pendant plusieurs mois.

Procéde opératoire.—L'électrisation localisée, avec les courants de 1ᵉʳ et de 2ᵉ ordre alternativement, devra être employée dans les paralysies essentielles. Lorsqu'il y a paraplégie, les bains de pieds électriques seront mis en usage afin d'agir sur la presque totalité des muscles des deux membres paralysés.

5° *Paralysies rhumatismales.*—Il y a paralysie rhumatismale toutes les fois qu'un muscle ou un système de muscles, à la suite d'un refroidissement, devient le siége d'une douleur vive, augmentant par la pression et surtout par les mouvements qu'ils rendent impossibles. Cet état est aigu ou chronique : dans le premier cas, l'électricité augmenterait la douleur, tant la sensibilité est vive ; dans le second, les choses se passent autrement, et les courants électriques agissent alors d'une manière vraiment héroïque.

Lorsque la douleur a disparu ou notablement diminué par le temps ou sous l'influence d'un traitement approprié, et que les mouvements continuent d'être impossibles par suite de l'abolition de la contractilité musculaire, cet état qui peut durer fort longtemps, et même indéfiniment, constitue la véritable paralysie rhumatismale. Cette paralysie doit être combattue vigoureusement, car les muscles abandonnés à eux-mêmes ne tarderaient pas à s'atrophier, ce qui rendrait, suivant le degré de cette altération, la guérison difficile, sinon impossible.

La contractilité électro-musculaire est toujours conservée dans la paralysie rhumatismale. Cette paralysie peut attaquer tous les muscles du corps ; elle se présente quelquefois sous forme de paraplégie.

Procédé opératoire.— L'électrisation localisée avec un courant de premier ordre, au moyen des éponges humides, devra être appliquée de préférence dans ces sortes de paralysies. L'intensité du courant sera en raison directe du degré de l'affection. Lorsqu'il y a paraplégie rhumatismale, on aura recours avec avantage aux bains de pieds électriques. Enfin, si la paralysie était à peu près générale, on emploierait l'électrisation généralisée et les bains hydro-électriques.

6° *Paralysies par intoxication.* — Les paralysies par intoxication sont de plusieurs espèces, qui ont chacune des caractères particuliers que nous allons rapidement passer en revue.

Dans la *paralysie saturnine*, ce sont les muscles extenseurs qui sont atteints de préférence.

Les *paralysies mercurielles* existent surtout sous forme de paraplégies ; elles viennent ordinairement à la suite du tremblement mercuriel.

Les *paralysies arsenicales*, qui viennent après l'empoisonnement par l'arsenic, ou son emploi à trop haute dose et trop longtemps prolongé, affectent aussi la forme de paraplégies.

Enfin, ce sont encore des *paraplégies* qu'on observe à la suite de l'*empoisonnement par les narcotiques* et les *champignons*, et de l'*asphyxie* par les *gaz délétères*.

Dans tous ces cas, on interrogera la contractilité électro-musculaire, et si cette propriété existe ou n'est que diminuée, et que la paralysie soit incomplète, la guérison arrivera rapidement; dans le cas contraire, et surtout lorsque par suite de l'ancienneté de l'affection, il y a un commencement d'atrophie musculaire, le traitement sera plus long et plus difficile à obtenir; mais en pareil cas, l'électricité sera encore le moyen le plus puissant à employer pour combattre ces accidents.

Procédé opératoire. — Electrisation localisée au

moyen des éponges humides ; courants de premier ordre ; bains de pieds électriques.

7o *Paralysies diverses et non classées.* — Nous placerons dans cette classe la paralysie générale des aliénés, la paralysie par commotion électrique et la paralysie des écrivains.

Dans la *paralysie générale des aliénés*, MM. Brierre de Boismont et Duchenne ont étudié avec soin l'état de la contractilité électro-musculaire, et ils ont reconnu qu'elle se comportait comme dans les cas de paralysie de cause cérébrale. M. Becquerel a aussi constaté ces mêmes faits. L'électricité ne peut rien contre cette affection.

La *paralysie par commotion électrique* a fait le sujet d'une observation pleine d'intérêt, de M. Leroy de Méricourt, professeur à l'École de médecine navale de Brest : il s'agit d'une paralysie partielle de l'avant-bras droit, qui fut occasionnée par une violente commotion, reçue dans un poste télégraphique par un employé de cette administration. L'électrisation localisée avec un courant de premier ordre, fut employée avec succès.

La *paralysie des écrivains* ou *crampe des écrivains* est une affection qui consiste dans une paralysie incomplète des doigts, souvent accompagnée d'un certain degré de contracture ; elle s'observe aussi chez les individus qui exercent des professions qui exigent des mouvements continuels et fatigants des muscles des doigts. Ainsi, M. Becquerel cite le cas d'un joueur de violon qui fut traité et guéri par lui de cette affection, au moyen de l'électricité.

On aura donc recours, dans les cas de ce genre, à l'électrisation localisée ou aux courants continus préconisés par M. Remak.

II. Paralysies des muscles de la vie organique.

Ces paralysies comprennent la paralysie du diaphragme, des intestins, de la vessie, des organes génitaux, du sphincter de l'anus, des muscles du larynx.

La *paralysie du diaphragme* dont le principal caractère est de rendre la respiration courte, haletante, est une affection fort grave, car si elle n'est pas mortelle par elle-même, la plus légère inflammation du poumon ou des bronches, suffit pour déterminer la mort par asphyxie.

Il n'y a pas d'autre traitement dans cette grave affection, que l'électrisation du diaphragme par l'intermédiaire des nerfs phréniques ou l'électrisation cutanée opérée rapidement sur diverses parties du corps.

Procédé opératoire.—L'électrisation du diaphragme par l'intermédiaire des nerfs phréniques, se pratique d'après M. Duchenne, en plaçant un des excitateurs au-devant du scalène antérieur d'un côté de la poitrine, et l'autre au-devant du scalène antérieur du côté opposé, en ayant soin de déprimer la peau et de faire agir l'extrémité de l'excitateur dans cette dépression. On emploie les courants de premier ordre avec des intermittences rapides. Nous avons dit qu'on pouvait aussi employer l'électrisation cutanée opérée rapidement avec des courants de deuxième ordre et d'une grande intensité.

On obtient ainsi une respiration artificielle très-précieuse dans les cas où les muscles respirateurs sont à demi paralysés, comme dans le choléra, les diverses asphyxies et les empoisonnements par les narcotiques et la vapeur de charbon.

La paralysie des intestins ou leur atonie a pour conséquence l'accumulation des gaz dans leur cavité et la constipation. On observe surtout ces phénomènes dans les fièvres typhoïdes, dans la péritonite, et chez les femmes hystériques.

M. Becquerel n'a rien obtenu de l'emploi de l'électricité dans ces circonstances; M. Duchenne, plus heureux, a réussi à vaincre la constipation en quelques séances d'électrisation. Il a aussi obtenu de beaux succès dans la *chute du rectum par atonie du sphincter de l'anus*.

Procédé opératoire.—On emploie dans ces cas l'électrisation localisée à courants intenses et à intermittences rapides. On agira sur les muscles de l'abdomen si on a affaire à la tympanite ou à la constipation, et on aura recours à l'excitateur du rectum pour stimuler directement cet intestin s'il est paralysé. Dans la chute du rectum, on pratiquera l'électrisation du sphincter de l'anus, ainsi que nous venons de l'indiquer.

La *paralysie de la vessie* peut, d'après M. Duchenne, tenir à trois causes, qui sont : 1° la paralysie des muscles de l'abdomen, comme dans certaines paraplégies ; 2° la paralysie de la tunique musculeuse de l'organe ; 3° l'anesthésie de la muqueuse vésicale qui, s'opposant à la sensation du besoin d'uriner, oblige l'urine à s'accumuler dans la vessie.

Procédé opératoire.—Dans le premier cas on combattra la paralysie abdominale par l'électrisation localisée ; dans le second et le troisième, on introduira dans la vessie une sonde en métal isolée dans toute son étendue, excepté à son extrémité, et dans la partie du rectum correspondante au bas fond de la vessie, le second excitateur ou excitateur rectal. On peut employer aussi l'excitateur vésical, tel que nous l'avons décrit et avec lequel on concentre l'action des courants électriques dans l'intérieur de la vessie.

Paralysie des organes génitaux. Cette affection, qui à pour résultat *l'impuissance*, est fort commune. Elle tient quelquefois à des pertes séminales qu'il faudra d'abord guérir. Mais, dans l'immense majorité des cas, elle est le résultat d'un épuisement nerveux, et alors l'électricité est le principal moyen à employer pour la combattre.

Procédé opératoire—M. Duchenne introduit l'excitateur vésical jusqu'au verumontanum et il applique l'excitateur humide sur le périnée, ou bien il dirige les deux excitateurs humides sur les testicules. Cette manière de faire exposant aux névralgies si douloureuses des testicules, ainsi que cela est arrivé plusieurs fois, nous préférons placer le pôle positif d'un courant de premier ordre à la région lombaire et promener le pôle négatif sur le pénis, le périnée et le scrotum. Lorsque l'impuissance est déjà ancienne, on pourra aussi pratiquer la fustigation électrique et employer les courants de deuxième ordre.

La *paralysie des muscles du larynx* entraîne toujours avec elle l'*aphonie*. Lorsqu'il n'y a pas de lésion organique du larynx, cette affection est due presque toujours à une cause nerveuse et surtout à l'hystérie. Dans ce cas, l'électricité produira de très-bons résultats.

Procédé opératoire.— On emploiera l'électrisation localisée avec des courants de premier ordre qu'on appliquera ou moyen d'excitateurs olivaires recouverts de peau ou d'amadou humide. Ces excitateurs seront placés à la partie antérieure du cou, l'un, au-dessus du corps thyroïde, l'autre, au niveau de l'espace crico-thyroïdien. On devra aussi porter quelquefois directement de très-petits excitateurs sur les muscles du larynx et pratiquer la fustigation cutanée sur la région laryngienne. Dans les cas d'aphonie hystérique bien constatée, on ne devra pas négliger de mettre en usage l'électrisation généralisée comme pour l'hystérie.

III. Paralysies du sentiment et des nerfs des organes des sens.

Pour simplifier l'étude de ces paralysies, nous adopterons la division suivie par M. Becquerel, et nous examinerons successivement :

1° La paralysie de la sensibilité cutanée ou anesthésie;

2° La paralysie de la sensibilité musculaire profonde;

3° La paralysie des organes des sens.

1° *La paralysie de la sensibilité cutanée ou anesthésie* peut être symptomatique d'une maladie du cerveau, de la moelle épinière ou des nerfs; elle peut être symptomatique d'une intoxication; enfin, elle peut être simple, essentielle, et accompagnée ou non de phénomènes hystériques.

6.

Dans tous ces cas, on traitera d'abord l'affection principale ainsi que nous l'avons indiqué, et lorsqu'il ne restera plus que la paralysie de la sensibilité cutanée ou qu'on aura affaire à une anesthésie essentielle, on aura recours à l'électrisation cutanée avec les courants de 2ᵉ ordre et de la manière que nous avons décrite en parlant des différents modes d'administration de l'électricité.

L'analgesie ou perte de la sensation de la douleur sera traitée de même.

2° *L'abolition ou diminution de la sensibilité musculaire profonde* s'observe dans les maladies du cerveau et de la moelle, dans l'hystérie, dans les intoxications; elle est la plupart du temps en rapport direct avec l'anesthésie cutanée.

On sait qu'on a établi plusieurs variétés de sensibilité musculaire, qui sont : la sensibilité musculaire profonde, proprement dite ; le sens d'activité musculaire de Gerdy ; et le sens musculaire de Sandras ou conscience musculaire de Duchenne.

Nous n'entrerons point dans les explications, fort obscures du reste, qui ont été données sur ces différents sens musculaires; disons seulement que dans ces cas, on emploie indifféremment l'électrisation localisée et l'électrisation cutanée avec les courants de 1ᵉʳ et de 2ᵉ ordre.

3° *Les paralysies des organes des sens* renferment la paralysie complète ou incomplète de la vue; la paralysie de l'organe de l'ouïe, la perte du goût et de l'odorat.

La paralysie de la vue ou amaurose est une affection dans laquelle l'électricité produit les plus heureux résultats; tous les auteurs, qui se sont occupés des applications électro-médicales dans ce cas, citent de nombreuses guérisons. On sait que l'amaurose peut tenir à des causes bien différentes ; cette distinction est importante à établir, car c'est d'après la nature du mal qu'on dirigera le traitement. Nous ne pouvons, en raison des limites que nous nous sommes imposées dans ce travail, donner la description de toutes les variétés d'amauroses; nous dirons seulement qu'il y en a qui tiennent à un état général, d'autres qui sont symptomatiques d'une maladie du cerveau, d'autres enfin qui sont essentielles. La nature, le degré, l'ancienneté de l'amaurose, les phénomènes qui l'accompagnent, tout est à examiner avec le plus grand soin, avant d'instituer le mode d'électrisation qu'on devra appliquer.

PROCÉDÉ OPÉRATOIRE.—Magendie, Labaume, Fabré-Palaprat, Sarlandière et M. Jules Cloquet ont employé avec succès la galvano-puncture. Person, qui a publié plusieurs observations de guérison complète d'amauroses, implantait les aiguilles dans l'orbite et même dans la sclérotique jusqu'au corps vitré. M. Duchenne emploie le courant de 2e ordre, à faible dose et avec précaution ; il conseille aussi les courants galvaniques comme ayant la propriété spéciale d'exciter vivement la rétine. M. Purkinje a recours aux courants continus de la manière suivante : au début de l'amaurose, avec production de couleurs subjectives, il fait placer, le plus près possible de l'œil sur lequel il veut agir, le pôle négatif pour ramener à l'état normal l'excitabilité de la partie la plus importante de la rétine, en faisant disparaître la lumière subjective que le malade aperçoit suivant la direction de l'axe optique de cet œil. Lorsque ce sont, au contraire, des amauroses qui débutent par un affaiblissement de la rétine, M. Purkinje place le pôle positif dans le voisinage de l'œil dont il veut exciter la rétine, et le négatif à une certaine distance, comme la muqueuse buccale. M. Becquerel conseille d'abord, l'emploi de l'électrisation localisée à faible dose et à faible tension à l'aide des conducteurs humides, et à intermittences très-lentes ; ensuite il applique les conducteurs humides autour des orbites. Les séances seront courtes, répétées souvent et pendant un long espace de temps. Enfin, en cas d'insuccès avec les excitateurs garnis d'éponges humides, il engage fortement à avoir recours à la galvano-puncture à faible courant. Les aiguilles doivent être implantées dans l'orbite. Ce procédé lui semble le plus efficace et n'avoir contre lui que la frayeur qu'il inspire aux malades.

A tous ces moyens, qu'on devra appliquer suivant les différentes causes qui ont déterminé la paralysie de la vue, nous en ajouterons encore un autre, c'est l'électrisation généralisée, qui nous a donné les meilleurs résultats, principalement lorsqu'il y a un état nerveux général.

La surdité, qu'elle soit complète ou incomplète, qu'elle tienne à une cause nerveuse ou rhumatismale, ou qu'elle arrive par suite d'une diminution de l'influx nerveux, est dans tous ces cas avantageusement traitée par l'électricité. Les bourdonnements d'oreilles et bruits de toute sorte, si insupportables pour les personnes qui en sont affectées finissent aussi par céder au même traitement.

PROCÉDÉ OPÉRATOIRE.—Quand on veut électriser l'oreille, c'est surtout sur la corde du tympan qu'on cherche à agir. Pour atteindre ce but, on fait incliner la tête de façon à mettre dans une direction perpendiculaire le conduit auditif externe qu'on remplit d'eau à moitié; on y plonge ensuite un fil ou conducteur métallique en ayant soin qu'il ne se trouve en contact ni avec la membrane du tympan, ni avec les parois du conduit auditif, on ferme ensuite le courant en plaçant sur la nuque l'autre excitateur garni d'une éponge humide. Les courants devront être à peine perceptibles en commençant et on augmentera graduellement leur intensité jusqu'à ce que la sensation commence à devenir douloureuse. Les intermittences devront être rares, une par seconde environ, à moins qu'il y ait une diminution dans la sensibilité de la membrane du tympan.

M. Bonnefont, à l'exemple de Magendie, traverse le tympan à l'aide d'une aiguille à acupuncture qu'il enfonce vers la partie antérieure de cette membrane et qu'il maintient au moyen d'un petit tampon de coton qu'il introduit dans le conduit auditif. Ensuite, au moyen du cathétérisme de la trompe d'Eustache correspondante, ce chirurgien fait arriver un petit mandrin en argent, isolé partout, excepté à ses deux

extrémités dont l'une sert d'excitateur et l'autre reçoit
un des conducteurs de l'appareil. Ce petit mandrin
peut arriver aussi près que possible de l'aiguille qui
a traversé le tympan. Le courant devra être fort doux
et les intermittences éloignées. Le premier procédé
est préférable.

Dans la *perte du goût et de l'odorat*, affections fort
peu communes, on pourra employer l'excitation localisée en appliquant un des excitateurs armé d'une
éponge humide derrière la nuque et en promenant
l'autre, consistant en une sonde isolée jusqu'auprès
de son extrémité, sur tous les points des muqueuses
buccales et pharyngiennes ou nasales.

§ II. — Névroses et affections convulsives.

L'électricité, suivant son mode d'administration,
pouvant agir comme stimulant du système nerveux
et de la contractilité musculaire en même temps que
comme calmant, son emploi sera donc indiqué dans les
affections dont nous allons nous occuper. En effet,
ces affections ayant pour caractère principal des convulsions toniques ou cloniques qui ne sont que des
contractions musculaires exagérées, il est rationnel de
penser que les courants continus d'une certaine intensité et d'une certaine durée, dont l'action sédative est
bien connue, devront les faire cesser. C'est ce que
l'expérience est venue prouver.

Nous allons passer successivement en revue les
convulsions et contractures symptomatiques de lésions
cérébrales ou rachidiennes, les convulsions des enfants,
la contracture rhumatismale, les contractures des
extrémités, les convulsions et contractures hystériques, le tétanos, la chorée, l'épilepsie, la catalepsie,
l'angine de poitrine, l'hypochondrie, l'aliénation mentale et le nervosisme.

*Dans les convulsions et contractures symptomatiques
de lésions cérébrales ou rachidiennes*, l'électricité est
contre-indiquée lorsque la lésion existe encore ; mais
une fois qu'elle est cicatrisée, s'il persiste des contrac-

tures avec ou sans paralysie, on aura alors recours aux courants électriques dont on pourra obtenir de bons résultats.

On emploiera de préférence l'électrisation généralisée avec des courants de 1ᵉʳ ordre, peu intenses et à intermittences lentes lorsque les convulsions seront générales; les contractures seront traitées par l'électrisation localisée.

Les convulsions des enfants étant le plus souvent sous la dépendance d'une excitation cérébrale, on ne devra avoir recours à l'électricité dans ce cas qu'avec la plus grande réserve.

Les convulsions et contractures hystériques cèdent, en général, assez facilement aux applications électriques; on emploiera l'électrisation localisée au moyen des excitateurs munis d'éponges humides. On devra aussi mettre en usage le bain hydro-électrique.

La contracture rhumatismale dont le torticolis est un des exemples les plus communs a été traitée avec succès par M. Duchenne au moyen de l'électrisation cutanée. C'est le mode d'administration de l'électricité qu'on devra employer de préférence en le combinant avec l'électrisation localisée appliquée avec les éponges humides et en se servant de courants intenses de 2ᵉ ordre et à intermittences rapides.

Les contractures des extrémités pouvant tenir à des causes de nature différente, il est assez difficile de se prononcer sur l'utilité de l'électricité appliquée au traitement de cette maladie. M. Duchenne conseille cependant l'emploi de l'électrisation par des courants à intermittences rares; M. Remak vante, au contraire, le courant continu. Ce dernier mode nous semble, en effet, plus rationnel.

Le tétanos peut dépendre de deux causes : dans le premier cas, il n'est que l'effet d'une méningite rachidienne ou d'une myélite aiguë, l'emploi de l'électricité sera alors contre-indiqué; dans le second, qui survient après une cause traumatique déterminant des déchirures, par l'action du froid, ou spontanément, et qu'on peut appeler nerveux, on emploiera les courants directs continus dirigés, du sacrum à la nuque, ainsi que les bains hydro-électriques ; mais on devra agir avec une grande prudence.

La chorée ou *danse de Saint-Guy*, caractérisée par les mouvements désordonés et involontaires qui lui ont fait donner par M. Bouilland le nom de *folie musculaire*, peut être générale ou partielle.

La chorée générale qui affecte la plus grande partie du système locomoteur devra être traitée de préférence par l'électrisation généralisée, les bains électriques, ou enfin, d'après M. Briquet, par la fustigation électrique répétée tous les jours pendant cinq minutes. M. Remak insiste sur l'emploi des courants continus, Ces différents modes pourront être appliqués alternativement.

Dans la chorée locale ou partielle, nous engagerons, avec M. Becquerel, à avoir recours à la méthode hyposthénisante administrée à l'aide des conducteurs armés d'éponges humides, avec les courants continus, ou de 1er ordre.

Dans l'épilepsie, la *catalepsie* et l'*éclampsie*, l'électrisation généralisée, le bain hydro-électrique, et les courants continus et permanents seront les modes d'administration de l'électricité auxquels on devra avoir recours de préférence. On pourra aussi faire usage de l'électrisation cutanée. Les courants devront être d'abord peu intenses, de courte durée et appliqués dans l'intervalle des attaques convulsives. On emploiera les courants centrifuges, et de 1er ordre.

L'*angine de poitrine* est une affection qu'on a rarement l'occasion d'observer, et d'une excessive gravité. L'emploi de l'électricité dans cette maladie a réussi à MM. Duchenne et Aran. M. Duchenne emploie l'électrisation localisée avec des courants de 2e ordre, gradués au maximum, les excitateurs étant appliqués sur le mamelon ; ou bien il a recours à l'électrisation cutanée sur le lieu de la douleur, au niveau de la partie supérieure du sternum.

L'*hypochondrie*, que caractérise les troubles nerveux les plus multiples, tels que spasmes, palpitations,

exaltation de la sensibilité, illusions des sens, inquié-
tudes exagérées, terreurs paniques, etc., peut être
considérée comme une névrose générale. L'électricité
a donné, dans cette affection si opiniâtre, des résultats que l'on n'obtient avec aucune autre médication.
On devra employer l'électrisation généralisée, les bains
hydro-électriques et les courants continus permanents.

L'aliénation mentale ou folie, qui présente tant de
degrés différents, depuis le simple déraisonnement,
l'hallucination la plus inoffensive, jusqu'au délire le
plus furieux, a été de tout temps un objet d'intérêt et
de sollicitude pour le physiologiste et le médecin.
Etait-il déraisonnable de croire que l'électricité pouvait modifier cet état de perturbation générale de l'en-
tendement humain? Nous ne le croyons pas. Aldini et
Labaume citent des exemples de mélancoliques et de
maniaques guéris par ce moyen. Mais, comme il n'y a
encore rien de positif et surtout d'authentique à ce sujet, nous engagerons toujours à faire les applications
électriques avec une grande prudence, à n'employer
que des courants fort doux, et à donner la préférence
à l'électrisation généralisée et aux courants continus
permanents.

Le nervosisme peut être considéré comme une névrose générale, fébrile ou apyrétique, caractérisée par
un ensemble plus ou moins nombreux de troubles
fonctionnels variables, continus ou intermittents de la
sensibilité, de l'intelligence, du mouvement et des
fonctions des principaux appareils organiques. Ces
troubles nerveux peuvent faire croire à l'existence de
maladies organiques. Le nervosisme est aigu ou chronique. Le nervosisme aigu est accompagné de fièvre ; il
est fort rare. Le nervosisme chronique, beaucoup plus
commun, peut durer fort longtemps

Si, dans l'état aigu de cette affection, nous recommandons une grande réserve, relativement à l'emploi
de l'électricité, il n'en sera pas de même pour ce qui
touche la forme chronique. Nous croyons, au contraire,
que les applications électriques seront un des moyens

les plus puissants à employer dans cet état nerveux, si pénible et si complexe.

PROCÉDÉ OPÉRATOIRE. — On emploiera de préférence l'électrisation généralisée avec des courants fort doux, de 1er ordre et à intermittences lentes, le bain hydro-électrique, enfin les courants continus permanents, au moyen de piles portatives et à effet constant.

§ III. NÉVRALGIES.

Les névralgies peuvent être définies une affection douloureuse des nerfs, souvent intermittente, fixe ou se déplaçant facilement, profonde ou superficielle, occupant un point limité ou tout le trajet d'un nerf, et ne présentant aucune lésion anatomique du tissu nerveux.

Les névralgies attaquant tous les nerfs dans leurs trajets, tantôt profonds et tantôt superficiels, il existe pour l'application des réophores, des lieux d'élection importants à connaître et que nous allons indiquer d'après M. Duchenne. Ce sont :

A. — Pour les membres supérieurs :

Le *nerf médian*, au bras, le long du côté interne du muscle biceps. Le *cubital*, au-dessus de la gouttière qui sépare l'olécrane de l'épitrochlée. Le *radial*, au-dessus du tiers inférieur externe du bras, point où il se dégage du muscle triceps. Le *musculo-cutané*, dans le creux de l'aisselle. Le *plexus brachial*, au-dessus de la clavicule.

B. — Pour le membre inférieur :

Le *nerf crural*, au pli de l'aîne. Le *nerf sciatique*, dans le bassin, à travers la paroi du rectum. Le *nerf péronier*, au-dessous de la tête du péroné.

C. — Pour la face :

Le *nerf facial*, à travers le cartilage de la paroi inférieure du conduit auditif externe ; les *rameaux de ce nerf*, à leur point d'émergence de la parotide. La 5ᵐᵉ *paire*, au sourcil, au-dessous du trou sous-orbitaire, au trou mentonnier, à la surface de la langue ou des parois buccales.

7

D. — Pour le cou :

La branche externe du nerf spinal, au sommet du triangle sus-claviculaire. Le *nerf phrénique*, au niveau du muscle scalène antérieur. Le *grand hypoglosse*, au niveau de la grande corne de l'os hyoïde. Le *glosso-pharyngien* et le *pneumo-gastrique*, dans le sillon carotidien. Le *nerf récurrent*, le long du côté externe de la trachée artère.

— Quant à l'électrisation des organes des sens, bien que nous ayons déjà indiqué le procédé opératoire à suivre dans les cas de paralysie, nous allons rappeler en quelques mots les lieux qu'on devra choisir pour appliquer l'électricité à chacun de ces organes.

A. —*Sens du toucher*. — Appliquer les excitateurs humides sur le trajet des nerfs collatéraux et sur la pulpe des doigts.

B. — *Sens de la vue*. — Comme à la face pour la cinquième paire, et de plus sur les paupières avec les conducteurs à éponges humides. On sait que le galvanisme agit avec une intensité beaucoup plus grande dans ce cas que l'électricité d'induction. Cette propriété sera mise à profit suivant les circonstances.

C. — *Sens de l'ouïe*. — Un conducteur sera mis en contact avec la membrane du tympan par l'intermédiaire de l'eau dont on aura rempli le conduit auditif externe et l'autre sera appliqué derrière la nuque ou dans la trompe d'Eustache au moyen de la sonde d'Itard.

D. — *Sens de l'odorat*. — Sur la muqueuse nasale, le second excitateur appliqué sur la nuque.

E. — *Sens du goût*. — Sur les bords de la langue et à la voûte palatine.

L'électrisation des organes des sens doit être faite avec la plus grande circonspection.

PROCÉDÉ OPÉRATOIRE.— Fabré-Palaprat et Magendie employaient avec succès la galvano-puncture dans le traitement des névralgies. Magendie, qui le premier a employé cette méthode d'une manière rationnelle, implantait deux aiguilles de platine, l'une à l'origine du nerf, l'autre vers sa terminaison. Il faisait usage d'une pile à auges et agissait d'abord avec peu d'éléments; le contact des aiguilles et des conducteurs ne se prolongeait pas au-delà de quelques secondes. Pourtant on cite des cas où la douleur n'était heureusement modifiée que quand on avait recours à une sorte de courant continu.

Les deux méthodes d'électrisation les plus employées pour combattre les névralgies sont la méthode hyposthénisante et la méthode révulsive. La première consiste, ainsi que nous l'avons déjà dit, à faire agir sur les nerfs qui sont le siége de la névralgie, des courants continus ou des courants d'induction assez énergiques pour abolir momentanément la sensibilité de ces nerfs : c'est la méthode suivie par M. Becquerel. La deuxième s'applique à l'aide de l'électrisation cutanée : c'est la méthode employée plus particulièrement par M. Duchenne. Pour nous, nous donnons la préférence, dans les cas dont il s'agit, à la méthode hyposthénisante. Ses résultats sont peut-être plus lents qu'avec la méthode révulsive, mais ils sont assurément plus sûrs, et de plus, infiniment moins douloureux.

Dans ces deux modes d'administration de l'électricité qui se rattachent à l'électrisation localisée, on agira sur le trajet du nerf ou des nerfs affectés. Pour appliquer la méthode hyposthénisante, on emploiera les conducteurs à éponges humides, avec un courant centrifuge assez intense et à intermittences rapides. Pour la méthode révulsive, on se servira du petit balai métallique que l'on promènera sur le siége de la douleur ou dont on frappera légèrement la peau préalablement desséchée, l'autre excitateur armé d'une éponge humide étant appliqué dans u n endroit voisin et peu sensible.

Nous recommandons aussi, dans ces affections si douloureuses et quelquefois si tenaces, de ne pas négliger l'emploi de l'électrisation généralisée qui a souvent réussi quand tous les autres moyens avaient échoué.

Les *Arthralgies*, ou douleurs articulaires purement

nerveuses qui se produisent sous l'influence du froid, de l'humidité, ou d'une immobilité trop prolongée des membres, ainsi que les douleurs rhumatismales musculaires profondes seront traitées de la même manière.

C'est dans cette classe d'affections qu'on peut espérer de bons résultats d'un appareil voltaïque portatif à courants continus et permanents.

§ IV. — ATROPHIES.

On distingue deux espèces d'atrophies musculaires proprement dites : l'atrophie musculaire ou paralysie atrophique, découverte et si bien décrite par M. le professeur Cruveilhier, et l'atrophie musculaire essentielle.

Dans *l'atrophie musculaire ou paralysie atrophique*, caractérisée par l'atrophie des muscles de la vie de relation, et par l'atrophie des racines antérieures des nerfs spinaux, sans altération aucune des racines postérieures des mêmes nerfs, de l'encéphale et de la moelle épinière, l'électricité ne peut être d'aucun secours, d'après MM. Becquerel et Valérius, de Gand. M. Duchenne déclare au contraire que cette terrible affection peut être arrêtée dans sa marche et qu'elle est susceptible de guérison lorsque les muscles n'ont pas encore subi la transformation graisseuse. Il cite des observations à l'appui de cette manière de voir.

Les *atrophies musculaires essentielles* qui se produisent sans qu'il y ait atrophie des racines antérieures des nerfs rachidiens sont divisées en atrophies graisseuses et en atrophies rhumatismales. Elles sont traitées avec succès par l'électricité, surtout à leur première période, lorsqu'il n'y a encore que diminution dans le nombre des fibres musculaires, mais non diminution dans le volume de chacune d'elles. Dans la seconde période ou période de transformation graisseuse, l'électricité n'aura plus aucune action. M. Becquerel pense que M. Duchenne a confondu ces atrophies avec la paralysie atrophique de M. Cruveilhier dans laquelle il déclare toute chance de guérison impossible.

La paralysie atrophique graisseuse de l'enfance, décrite avec soin par M. Rilliet sous le nom de paralysie essentielle de l'enfance, sera traitée avec succès par les courants élec'riques, tant que la transformation graisseuse ne sera pas complète, et qu'il existera encore un certain degré de contractilité électro-musculaire. L'électricité agira dans ce cas en favorisant la nutrition des muscles et en développant leur force au moyen des contractions qu'elle y suscitera.

Procédé opératoire — On emploiera l'électrisation localisée avec les courants de deuxième ordre, d'une certaine intensité et à intermittences rapides. Ils seront appliqués au moyen des excitateurs armés d'éponges humides, afin de pénétrer profondément.

Lorsque plusieurs systèmes de muscles seront envahis, on devra aussi avoir recours à l'électrisation généralisée, après avoir stimulé chaque muscle ou chaque système de muscles en particulier.

§ V. — AFFECTIONS DIVERSES.

Nous allons rapidement passer en revue les affections diverses dans lesquelles l'électricité a donné des résultats avantageux.

Dans l'*Aménorrhée*, l'électricité statique fût employée avec succès par Van-Swiéten, de Haën et Sigaud de Lafond. Mojon et Labaume lui substituèrent le galvanisme. Enfin MM. Hervieux, Massé et Duchenne ont constaté que l'électrisation a toujours pour résultat l'augmentation des menstrues.

—On emploiera de préférence l'électrisation généralisée.

La *sécrétion lactée* est facilement rappelée par les courants électriques, d'après les observations rapportées par MM, Aran, Becquerel et Aubert.

—On agira directement sur la glande mammaire au

moyen de l'électrisation localisée à l'aide des éponges mouillées et avec des courants de deuxième ordre.

L'accouchement prématuré artificiel, dans les cas de rétrécissement très-prononcé du bassin, peut être provoqué par l'électricité qui agit aussi avec efficacité dans les *hémorrhagies* par inertie de la matrice à la suite de l'accouchement.

— Électrisation localisée avec les courants de deuxième ordre par l'intermédiaire des excitateurs spéciaux.

Les *engorgements et déviations de l'utérus*, reçoivent des modifications avantageuses de l'emploi de l'électrisation localisée, ainsi que l'a constaté M. le professeur Fano.

L'asthme nerveux est, ainsi que l'a observé M. Duchenne, rapidement guéri par l'emploi de l'électrisation cutanée ou révulsive.

Dans les *étranglements internes (volvulus, ileus, miserere)*, l'électricité proposée en 1826, par Leroy d'Etiolles, a été employée avec succès par MM. Guitard et Duchenne. Il en est de même dans la *constipation opiniâtre* et les *hernies étranglées*.

— Dans la hernie, on applique directement sur la tumeur les excitateurs d'un appareil d'induction ; dans l'étranglement et la constipation, un des excitateurs est placé sur différents points de l'abdomen ou à l'orifice cardiaque, et l'autre dans le rectum.

Dans les *déviations de la taille*, l'électricité rend de grands services en activant la nutrition des muscles affaiblis. Les courants agissent dans ce cas, à la manière des exercices gymnastiques, en provoquant des contractions énergiques et souvent répétées.

— On emploiera l'électrisation localisée avec les courants de deuxième ordre, à intermittences rapides.

Les *fièvres intermittentes rebelles* ont été avantageusement traitées par l'électricité, ainsi que nous avons pû le constater nous-mêmes.

— On aura recours, dans ce cas, à l'électrisation généralisée, au moyen des courants dérivés ou du bain hydro-électrique.

Dans les *tumeurs de diverses natures*, tels que les engorgements ganglionnaires, l'adénite cervicale, le goître, les tumeurs du sein, les tumeurs érectiles, enkistées, les loupes, névromes, les kystes de l'ovaire, l'hypertrophie de la prostate, l'hydrocèle, l'hydarthrose, l'électricité a donné les plus heureux résultats confirmés par les observations de MM. Jallabert, Mauduyt, Fabré-Palaprat, Récamier, Duchenne, Boulu, Graham, etc.

·— On emploiera, dans ce genre d'affections, l'électricité à ses différents états : l'électricité statique au moyen des étincelles et de l'électro-puncture, le galvanisme avec les courants continus, et l'électricité d'induction avec les courants intermittents et localisés.

Les *engelures* sont rapidement guéries, d'après Jallabert, Sauvages et Mauduyt, en tirant des étincelles des parties qui en sont affectées.

Dans les *anévrismes* et les *varices*, l'électricité a donné des résultats satisfaisants entre les mains de MM. Guérard, Pétrequin, Amussat et Nélaton.

— On emploiera la galvano-puncture avec des courants fournis par une pile à auges de vingt couples ; on enfoncera au centre de la tumeur une aiguille de platine et on placera à son extrémité ou dans son voisinage une plaque métallique ou une seconde aiguille. La première aiguille sera en communication avec le pôle positif de la pile, et la seconde ou la plaque de métal, avec le pôle négatif.

Dans les *plaies* et *ulcères* sécrétant un pus de nature irritante, on pourra modifier cette sécrétion au moyen de l'excitation résultant de la circulation d'un courant galvanique ou de l'action décomposante de ce même courant ; car du côté positif il se dépose des acides et du côté négatif des alcalis.

— Ainsi, dans un ulcère rebelle sécrétant des matières alcalines, on appliquera sur la plaie, pour faire changer cet état de choses, le pôle positif ; et en le maintenant un certain temps, on forcera l'organe à sécréter des humeurs d'une nature opposée à celles qu'il produit dans l'état pathologique ; on peut ainsi faire rentrer cet organe dans l'état normal. Ces *faits* sont consignés dans le Traité de physique de M. E. Becquerel.

Les *calculs de la vessie* ont fourni à MM. Prévost et Dumas, l'occasion d'employer les courants galvaniques comme dissolvants, et ils ont constaté leur action dans les calculs composés de phosphates alcalins. Bonnet, de Lyon, est arrivé aux mêmes résultats. M. Melicher, de Vienne, a obtenu sur l'homme deux cas heureux : il avait employé une pile à colonnes de cent couples, et une pile de Bunsen de trente couples. Pour obtenir la dissolution des calculs, il convient d'opérer dans une solution de nitrate de potasse.

Enfin, les applications électriques sont encore indiquées et justifiées par l'expérience dans certaines *affections de la peau*, les *taches de la cornée*, la *cataracte*, la *tumeur* et la *fistule lacrymales*.

Dans les *asphyxies* par submersion ou par inspiration d'un gaz délétère, comme l'acide carbonique, le chloroforme, l'éther, l'hydrogène carboné, sulfuré, etc., les courants électriques occupent le premier rang parmi les excitants mis en usage pour rétablir les contractions des muscles inspirateurs; les expériences de Colmann, Frank, Leroy, Aldini, sont de nature à encourager l'emploi de ce moyen.

— On agira sur tout le corps, et de préférence sur les muscles inspirateurs avec les courants d'induction de deuxième ordre, au moyen d'excitateurs armés d'éponges mouillées. On emploiera aussi l'électrisation révulsive avec les balais métalliques.

Pour distinguer la *mort réelle* de la *mort apparente*, on devra toujours, lorsqu'il y a le moindre doute, faire usage des courants électriques, l'abolition de la contractilité musculaire sous l'influence de l'électricité étant, d'après les expériences de Nysten, un signe de la mort réelle aussi certain que la putréfaction. Aussi, le docteur Marc, un de nos plus savants médecins légistes, conclut-il de ces expériences, que l'épreuve par le galvanisme est la plus sûre de toutes, et que les corps ne devraient jamais être portés en terre qu'après avoir été soumis à cette épreuve.

§ VI. — APPLICATIONS CHIRURGICALES.

Ce paragraphe ayant été réservé aux opérations chirurgicales. nous allons donner la description de la galvano-caustique et de l'anesthésie électrique avec leurs applications.

Galvano-caustique. — On désigne sous ce nom l'emploi de la chaleur produite par les courants galvaniques, dans les opérations chirurgicales, au moyen d'une pile assez puissante pour porter au rouge des cautères et des fils de platine destinés à pratiquer des cautérisations, des résections et même des amputations.

Heider, de Vienne, employa le premier le galvanisme pour cautériser les nerfs dentaires. Après lui, viennent MM. Crusell, de Saint-Pétersbourg, Sédillot, John Marshall, Thomas Harding et Georges Waite, dentistes, Hilton, de Londres, Amussat, Nélaton, et enfin M. Middeldorpff, de Breslau, qui a publié sur ce sujet un travail important, présenté à la Société de chirurgie en 1856, et sur lequel M. Broca a fait un remarquable rapport dont voici un extrait :

« Personne n'ignore que les courants galvaniques ont la propriété d'échauffer les conducteurs qu'ils traversent, et que le dégagement de calorique peut être porté assez loin pour rougir à blanc et même pour fondre un fil de platine. Il est donc naturel que beaucoup de chirurgiens aient songé à pratiquer des cautérisations au moyen de la chaleur galvanique ; mais la plupart des expérimentateurs peu satisfaits des résultats, ou découragés par les difficultés d'exécution, avaient fini par renoncer à la cautérisation électrique, lorsque M. Middeldorpff entreprit ses importantes recherches. Grâce aux efforts persévérants de ce savant aussi ingénieux qu'habile, la galvano caustique est aujourd'hui une méthode régulière, féconde en applications, et digne de prendre place parmi les plus précieuses innovations de la chirurgie contemporaine.

Le cautère galvanique peut, dans tous les cas, remplacer, et presque toujours avec avantage, le cautère actuel ; il permet en outre de pratiquer sans effusion de sang plusieurs opérations dans les régions à peu près inaccessibles jusqu'ici au fer rouge et aux caustiques.

Qu'un conducteur ou rhéophore parfaitement homogène, un fil métallique par exemple, soit mis en communication avec les deux pôles d'une pile, les deux électricités contraires se précipitent l'une vers l'autre sous forme de courant continu, et le fil s'échauffe aussitôt d'une manière uniforme dans toute son étendue. En quelques secondes, il acquiert une certaine température qui ne varie plus pendant toute la durée du courant.

La quantité du calorique dégagé est extrêmement variable. Quelquefois, l'élévation de température est à peu près inappréciable; d'autrefois, elle peut aller jusqu'à faire fondre le platine. Tout dépend de la nature de la pile et de celle du rhéophore.

Plus la source de l'électricité est abondante, plus les effets caloriques sont prononcés; or, l'intensité d'une pile est en rapport avec l'étendue en surface des éléments de chaque couple. Il faut donc prendre des piles à grandes surfaces pour pratiquer la cautérisation galvanique. M. Middeldorpff a donné la préférence à la pile de Grove, dont les éléments sont disposés comme dans les couples de Bunsen, avec cette différence, toutefois, que le cylindre de charbon est remplacé par plusieurs minces lames de platine entre-croisées en étoile, de manière à fournir une très-grande surface dans un espace assez restreint.

Pour que la température s'élève d'une manière notable, il faut que le courant rencontre un obstacle et qu'il le surmonte. Ainsi, avec la même pile, un gros fil s'échauffe beaucoup moins qu'un fil plus petit composé du même métal. C'est parce que la résistance que le rhéophore oppose au passage de l'électricité est d'autant plus grande que le fil est moins gros. On a même démontré que le dégagement de la chaleur augmente en raison inverse de la quatrième puissance du diamètre du fil. Par exemple, un fil de 1 millimètre de

diamètre s'échauffe seize fois plus qu'un fil de 2 millimètres (loi de Riess).

Pour le même motif, les métaux mauvais conducteurs, comme le platine, s'échauffent plus aisément
que les bons conducteurs, comme le cuivre ou le fer.

Enfin, lorsque le rhéophore n'est pas homogène; la
chaleur se produit presque exclusivement dans les
points où l'électricité rencontre le plus d'obstacles.

Tous les cautères de M. Middeldorpff sont formés
d'une pièce de platine (lame ou fil) mise en communication avec les pôles au moyen de deux conducteurs de
cuivre : avec la même pile, en faisant varier le volume
et la nature des rhéophores, on peut obtenir des effets
caloriques très-différents.

Mais il ne suffit pas que l'électricité rencontre un
obstacle, il faut encore qu'elle puisse le surmonter ;
car sans cela le courant n'aurait pas assez de force pour
chauffer le rhéophore. Or, la propriété de surmonter la
résistance des conducteurs ne dépend pas de l'intensité
de la pile, mais de la tension. La tension, c'est-à-dire
la force avec laquelle les électricités des deux pôles tendent à se précipiter dans le rhéophore, est indépen-
dante de l'étendue de chaque couple; elle est proportionnelle au nombre des couples. Par conséquent,
lorsqu'on veut obtenir des effets caloriques puissants,
il faut avoir soin d'augmenter le nombre des couples à
mesure qu'on prend des rhéophores moins volumineux,
c'est-à-dire plus résistants. Il résulte clairement de ce
qui précède que la même pile ne peut pas servir pour
chauffer indistinctement tous les rhéophores. Quand le
conducteur est gros, il n'est pas nécessaire que la pile
ait beaucoup de tension ; mais il faut qu'elle ait beaucoup d'intensité. Pour les conducteurs de petit diamètre, au contraire, on peut se contenter d'une pile
peu intense, pourvu qu'on ait soin d'employer plusieurs couples afin d'avoir une forte tension.

Or, il est indispensable, pour pratiquer dans les divers cas la cautérisation galvanique, de pouvoir chauffer à blanc des conducteurs de volume très-variable.
Il faut donc que le chirurgien ait à sa disposition plu-

sieurs piles de tension et d'intensité différentes, et cette complication instrumentale aurait certainement beaucoup nui à la vulgarisation de la galvano-caustique, si M. Middeldorpff n'avait heureusement réussi à remplir toutes les indications au moyen d'un seul appareil électrique. Quatre couples ou éléments de Grove, hauts de 6 pouces et demi et larges de 4 pouces et demi (mesures rhénanes; un pouce fait un peu plus de 26 millimètres), sont disposés dans une boîte à quatre compartiments. Au milieu de la boîte, entre les quatre couples, est situé le commutateur, petit appareil où sont placés les deux pôles, et qui est destiné à combiner les couples de plusieurs manières pour faire varier à volonté la tension et l'intensité de la pile.

Le commutateur se compose d'une cuvette à huit trous et de trois couvercles différents. Les huit trous de la cuvette sont pleins de mercure ; ils sont parfaitement isolés de leurs voisins, et chacun d'eux communique, par un gros conducteur, avec l'un des zincs ou l'un des platines des couples. Il y a donc quatre trous zinc et quatre trous platine. Chaque couvercle porte huit petites fiches métalliques qui pénètrent dans les huit trous de la cuvette et se mettent en contact avec le mercure ; ces fiches enfin sont reliées entre elles deux à deux ou quatre à quatre, au moyen d'une armature métallique diversement disposée dans les trois couvercles. L'armature du couvercle n° 1 est construite de telle sorte que les zincs et les platines se succèdent et s'entre-croisent un à un. L'appareil forme ainsi une pile à quatre couples, dont l'intensité est représentée par la surface de chaque couple considéré isolément et dont la tension est représentée par quatre, puisque les couples sont au nombre de quatre. Le couvercle n° 2 combine successivement deux zincs, puis deux platines, puis encore deux zincs, et enfin les deux derniers platines ; le quatre couples par conséquent n'en forment plus que deux, dont la surface est devenue deux fois plus grande ; l'intensité se trouve donc doublée, tandis que la tension est diminuée de moitié. Le couvercle n° 3, enfin, marie tous les zincs ensemble et tous les platines. Il ne reste donc, en réalité, qu'un seul couple dont la surface, c'est-à-dire l'intensité, se trouve représentée par quatre, et dont la tension se trouve réduite à un. Un simple changement de couvercle permet de remplir avec autant de facilité que de simplicité toutes les indications de la galvanocaustique.

Voyons maintenant comment M. Middeldorpff a disposé les instruments destinés à appliquer sur les tissus la chaleur galvanique. Deux tiges de cuivre fixées sur le commutateur, l'une au pôle zinc, l'autre au pôle platine, viennent faire saillie à l'extérieur de la boîte. Chacune d'elle donne insertion à un gros conducteur flexible, long de près de 2 mètres, et composé de huit fils de cuivre entourés de soie. L'extrémité libre de chaque conducteur aboutit à une douille de cuivre dans laquelle on fixe, au moyen d'une simple vis de pression, les divers cautères dont on veut se servir. Les cautères de M. Middeldorpff sont nombreux et variés. Tous se composent d'un manche en ivoire ou en ébène, parcouru dans sa longueur par deux tiges de cuivre parfaitement isolées. Ces deux tiges sortent du manche par l'une de leurs extrémités pour être reçues dans la douille qui termine chaque conducteur. Leur autre extrémité fait également saillie en dehors du manche et supporte l'armature de platine. Celle-ci, dont la forme varie beaucoup, peut toujours, en définitive, être considérée comme une anse insérée par ses deux bouts sur l'extrémité des tiges précédentes. Lorsque le manche est fixé sur les grands conducteurs, le courant galvanique parcourt les deux tiges et le circuit se trouve fermé au moyen de l'anse de platine qui s'échauffe seule, en vertu des lois qui ont été exposées plus haut. C'est elle, en effet, qui, à cause de son moindre volume, et de la nature du métal qui la compose, constitue la partie du circuit la plus résistante, c'est-à-dire celle où le courant passe le plus difficilement.

Une des tiges qui traverse le manche est coupée dans un point de sa longueur, et on peut à volonté, au moyen d'un bouton, d'un coulant ou d'une bascule, ouvrir ou fermer le circuit galvanique qui dégage la chaleur ; avantage inappréciable qui permet de manier let cautères de M. Middeldorpff avec une tranquillité et une précision bien différentes de la précipitation insé- parable jusqu'ici de la cautérisation au fer rouge. Par exemple, lorsqu'on veut cautériser le fond d'une cavité, on introduit l'instrument à froid lentement, douce- ment ; puis, lorsqu'on s'est bien assuré par la vue, par le toucher ou par tout autre moyen, qu'il est exacte- ment en place, on appuie sur le bouton ou sur le cou- lant, et deux ou trois secondes après la cautérisation commence. De même, lorsqu'on veut retirer l'instru- ment, on pousse le coulant en sens inverse, et au bout d'un temps fort court le cautère est suffisamment éteint.

Le calorique renaissant à mesure qu'il se dépense, on peut, sans retirer l'instrument, cautériser les tissus jusqu'à une profondeur en quelque sorte indefinie. Opère-t-on dans le fond d'une cavité ? on peut bien mieux qu'avec le cautère actuel, protéger les parties environnantes ; on peut même, sans arrêter la cauté- risation, lancer un jet d'eau froide sur les tissus qu'on veut soustraire aux effets du rayonnement. Le cautère électrique, enfin, répand autour de lui une lumière si éclatante, qu'il permet d'éclairer parfaitement le fond d'un speculum et de prendre une exacte connaissance de l'état des parties qu'on se propose de cautériser.

C'est la disposition de l'armature de platine qui éta- blit entre eux les principales différences des cautères de M. Middeldorpff. Dans le galvano-cautère, l'armature de platine est constituée par une lame de platine large de 3 à 4 millimètres, recourbée en anse, et dont les deux branches sont situées dans le même plan, de ma- nière à former un fer à cheval très-étroit.

Cet instrument appliqué à plat, produit une eschare de sept à huit millimètres de diamètre ; appliqué sur la pointe, il sert à pratiquer la cautérisation pointillée ; enfin, appliqué sur l'un de ses bords, il fournit une eschare linéaire. Il remplace le cautère cultellaire pour la cautérisation transcurrente ; au moyen d'une légère pression, on peut le faire pénétrer à une grande profondeur, soit pour ouvrir les abcès, soit pour disséquer et enlever les tumeurs sans écoulement de sang. Telle est la puissance de ce cautère qu'il peut, en quelques secondes, traverser une planche de chêne de plusieurs centimètres d'épaisseur. Dans le cautère en coupole, l'armature consiste encore en une lame de platine recourbée sur le plat, de telle sorte que ses deux branches ne sont plus dans le même plan. La surface cautérisante a ainsi moins de largeur, mais elle a beaucoup plus d'épaisseur et fournit un rayonnement plus considérable. Ces deux cautères réclament l'emploi de la pile la plus intense qu'on obtient au moyen du couvercle n° 3. Ni l'un ni l'autre, cependant, ne peuvent remplacer les grosses boules de fer rougies au feu, qui brûlent d'un seul coup les tissus dans une grande étendue. Pour remplir cette indication, il faut se servir du cautère en porcelaine. Dans ce dernier cautère, l'armature est constituée par un fil de platine qui s'enroule en spirale autour d'une boule de porcelaine grosse comme le bout du doigt, ou même plus grosse encore. La porcelaine étant mauvais conducteur de l'électricité, le courant galvanique parcourt toute la spirale de platine qui devient instantanément incandescente, et qui, en quelques secondes chauffe à blanc la boule de porcelaine. Ce cautère réclame l'emploi de la pile à forte tension (couvercle n° 1); cependant on peut le chauffer au rouge sombre avec le couvercle n° 2, ce qui est préférable dans quelques cas, notamment lorsqu'on se propose d'arrêter certaines hémorrhagies artérielles.

On se sert de fils de platine pour faire plusieurs petites cautérisations qu'il était jusqu'ici ou très-difficile ou tout à fait impossible d'exécuter au moyen du cautère actuel. Pour cautériser les tumeurs érectiles, on les transperce avec un ou plusieurs fils, en manière de séton, puis on touche simplement les deux extrémités de chaque fil avec les deux gros conducteurs de la machine. La cautérisation commence aussitôt, et on l'arrête instantanément lorsqu'on juge qu'elle est suffisante. Pour cautériser l'intérieur d'un trajet fistuleux ou d'un conduit comme le canal nasal, on introduit à froid, et avec précaution, jusqu'au fond du trajet, une anse de platine très-étroite, dont les deux chefs, sortant par l'orifice extérieur, sont mis ensuite en communication avec les deux rhéophores de l'appareil. Si le trajet ou le conduit est très-profond, on peut craindre que les deux chefs de l'anse ne se touchent dans leur longueur, ce qui empêcherait le courant électrique de parcourir l'anse jusqu'a son extrémité. Pour obvier à cet inconvénient, on peut disposer les deux chefs le long d'un petit stylet d'ivoire qui les isole. Deux petites tiges de platine, réunies en angle très-aigu, forment l'armature de l'instrument destiné à cautériser les dents. Pour cautériser les rétrécissements de l'urè hre, M. Middeldorpff a fait construire une algalie composée de deux demi-cylindres de cuivre que sépare une mince couche isolante. Un court stylet de platine formé de deux moitiés isolées dans leur trajet, et unies seulement à leur extrémité terminale, est fixé au bout de l'algalie. L'instrument est introduit à froid dans l'urèthre ; le stylet de platine est poussé avec précaution dans le rétrécissement, puis on met l'algalie en communication avec les deux conducteurs de la pile (couvercle n° 2). La chaleur se produit aussitôt, et se produit exclusivement dans l'armature de platine, c'est-à-dire au niveau du rétrécissement. Le reste de l'urèthre échappe ainsi à la cautérisation.

Le plus important peut-être des cautères de M. Middeldorpff est celui qui est destiné à couper sans hémorrhagie le pédicule des tumeurs situées dans les cavités profondes, telles que le vagin, le rectum, le pharynx et même le larynx, car M. Middeldorpff a opéré avec succès un polype de l'extrêmité supérieure de ce dernier organe. Un fil de platine est d'abord passé autour du pédicule de la tumeur puis, lorsqu'on est certain qu'il est bien en place, on saisit les deux chefs qui sont libres à l'extérieur, et on les introduit dans une sorte de serre-nœud en cuivre. Ce serre-nœud, assez long pour arriver jusque sur la tumeur, est formé de deux tiges isolées,

et porte à son extrémité deux trous distincts pour recevoir les chefs de l'anse de platine. Ceux-ci viennent se
fixer sur le manche autour d'une petite manivelle jusqu'à ce que le serre-nœud soit arrivé sur la tumeur qui
se trouve ainsi étreinte par le fil. Le manche est alors
mis en communication avec les deux conducteurs (couvercle n° 1). On s'assure de nouveau que le fil est bien
en place, et on pousse le coulant du manche afin de fermer le circuit. La cautérisation commence aussitôt; la
chaleur ne se produit que dans la partie de l'anse de
platine qui est située au-delà du serre-nœud et qui
embrasse la tumeur. On tourne lentement la manivelle,
afin de ne pas couper trop promptement le pédicule et
d'éviter l'hémorrhagie. Si, malgré cela, la section mar-
chait trop vite, on substituerait le couvercle n° 2 au
couvercle n° 1, afin de diminuer la tension de la pile.
Suivant le volume du pédicule de la tumeur, la durée
de l'opération varie de une à quatre ou cinq minutes.
Ce cautère, destiné à couper les tissus par cautérisation, est désigné par M. Middeldorpff sous le nom
d'anse coupante galvano caustique.

Pour donner une idée des effets de l'anse coupante,
M. Middeldorpff a pratiqué deux amputations de cuisse
sur un lapin. La première amputation, faite avec la
combinaison du couvercle n° 1, c'est-à-dire avec la
pile à forte tension, fut achevée en trois minutes environ; mais la section avait été trop rapide, et l'artère
fémorale fournit une hémorrhagie considérable.

La seconde amputation fut faite avec la pile à
moyenne tension (couvercle n° 2). Cette fois la section
fut achevée seulement au bout de cinq à six minutes, et
il n'y eut aucune hémorrhagie. Ainsi, il importe, lorsqu'on veut éviter l'écoulement du sang et lorsqu'on
suppose que le pédicule de la tumeur renferme des
artères un peu grosses, il importe, dis-je, de ne pas
chauffer trop fortement le fil, et pour cela on doit
donner la préférence à la combinaison n° 2.

Immédiatement après l'amputation sur ce lapin,
M. Broca a examiné la surface de la plaie; elle était
presque aussi nette que si l'opération avait été faite au

moyen du bistouri. Elle était chaude et parfaitement sèche, et pourtant elle ne paraissait pas escharifiée, car elle présentait la couleur naturelle de la chair du lapin. L'animal survécut plus de quatre jours.

A l'autopsie, M. Broca reconnut une eschare très-régulière, ayant une épaisseur uniforme de 1 millimètre. Ainsi, on peut dire que l'anse coupante ne produit que des eschares fort minces. L'artère fémorale était oblitérée par un caillot long de 5 à 6 millimètres, et il n'y a vraiment pas lieu de redouter beaucoup la production des hémorrhagies consécutives.

Trois malades de mon service, ajoute M. Broca, ont été soumis à la cautérisation galvanique. M. Middeldorpff a cautérisé lui-même en ma présence le col de l'utérus, sur une femme qui avait déjà deux fois été cautérisée au fer rouge. Il s'est servi du cautère à porcelaine. Il a ensuite cautérisé avec le même cautère en coupole une large fistule recto-vaginale sur une femme qui avait été déjà opérée ou cautérisée plusieurs fois par M. Guérin. Enfin, j'ai moi-même cautérisé une hémorrhoïde interne, sur un malade atteint d'hémorrhoïdes depuis plusieurs années, très-affaibli par des hémorrhagies qui, depuis dix-huit mois, ne lui laissaient aucun repos, et qui lui faisaient perdre quelquefois deux ou trois verres de sang par jour. A l'extérieur, on n'apercevait que trois petites tumeurs dures, indolentes, qui n'avaient jamais flué. Le sang venait d'une tumeur hémorrhoïdale grosse comme une amande, située à la partie postérieure de l'anus, à 2 centimètres environ au-dessus du sphincter. Cette hémorrhoïde n'était jamais sortie, et pour l'attirer à l'extérieur il aurait fallu la saisir avec une pince de Museux. On aurait pu, à la rigueur, la cautériser en introduisant un fer rouge jusqu'au-dessus du sphincter ; mais on aurait brûlé la muqueuse dans toute la circonférence de l'anus, ce qui aurait exposé à la formation ultérieure d'un rétrécissement. J'aurais peut être hésité dans le choix du procédé opératoire si la galvano-caustique ne m'avait offert une ressource précieuse. J'introduisis d'abord dans l'anus une demi-valve en buis destinée à protéger la paroi

antérieure de l'anus et du rectum ; puis j'allai reconaî-
tre avec l'index de la main gauche la situation de la
tumeur hémorrhoïdale, et je fis pénétrer jusqu'à ce point
la boule dn cautère à porcelaine. Je m'assurai une seconde fois que l'instrument était bien en place, qu'il
cautérisait bien la tumeur, et rien que la tumeur.
Après avoir pris toutes ces précautions, je poussai le
bouton du manche, et aussitôt la cautérisation com-
mença. On voyait quelques vapeurs s'échapper de l'a-
nus, et on entendait le bruit particulier qui accompa-
gne la combustion des tissus. Au bout d'à.peu près dix
secondes, sans déranger le cautère, je coupai le courant. Presque immédiatement le bruit s'arrêta et une
demi-minute après environ, je retirai l'instrument,
dont la boule, déjà suffisamment refroidie, franchit
l'ouverture anale sans la cautériser. Il ne survint aucun
accident. Le malade fut tenu au lit pendant quelques
jours, puis il commmença à se promener. Il quitta
l'hôpital quinze jours après l'opération.

La galvano-caustique a déjà reçu de très-nombreu-
ses applications, et on est surtout frappé de l'innocuité
des opérations pratiquées par cette méthode. Elle ne
met pas seulement à l'abri des hémorrhagies primitives,
elle paraît encore conjurer le danger des hémorrhagies
consécutives. En outre. M. Middeldorpff n'a jamais vu
survenir l'érysipèle ni l'infection purulente, et il est
dès lors disposé à substituer au bistouri le galvano-
cautère ou cautère tranchant dans l'ablation d'un grand
nombre de tumeurs tant superficielles que profondes.
Cette dernière question ne pourra être jugée que par
une longue expérience, car ces deux accidents, surtout le dernier, viennent quelquefois compliquer les
brûlures ordinaires, et il serait fort étonnant que la
galvano-caustique en rendit le développement impossible.

Quoi qu'il en soit, la galvano-caustique est et restera
une ressource très-précieuse. Quand même elle n'aurait pas l'avantage considérable de faciliter le manie-
ment du feu et d'en élargir la sphère d'application,
elle aurait toujours une grande supériorité sur le fer

rouge, parce qu'elle est incomparablement moins effrayante pour les malades ; elle supprime cet appareil terrible inséparable de la cautérisation ordinaire. »

Les opérations qui peuvent se pratiquer au moyen de la chaleur électrique sont les amputations d'organes d'un petit volume, tels que les doigts, le pénis, le clitoris ; la résection de la luette, des amygdales ; l'ablation de la langue, des différents polypes, des tumeurs pédiculées ; la cautérisation des hémorrhagies, des cancers, des fistules, des plaies empoisonnées, de la gangrène, des tumeurs vasculaires, sans intéresser la peau, des rétrécissements de l'urèthre et du canal lacrymal, des nerfs dentaires, de l'épulis et des névromes ; l'opération de la cataracte et de la pupille artificielle.

—On se servira, pour appliquer la galvano-caustique, d'une pile à éléments de grandes surfaces, et en nombre suffisant, pour porter au rouge les cautères et les fils de platine disposés en anse ou en sétons. Ces instruments sont montés sur des manches d'ébène ou d'ivoire, traversés, suivant la longueur, par deux fils métalliques en communication avec les deux pôles de la pile, et venant aboutir au cautère ou au fil de platine qui les termine. Un mécanisme particulier permet d'interrompre le courant et de le rétablir à volonté. On emploie indifféremment la pile de Grove ou la pile de Bunsen. Les cautères et les fils de platine sont de forme et de dimension appropriées à l'usage auquel on les destine.

Anesthésie électrique. — On entend par anesthésie électrique, l'insensibilité produite sur les tissus sains ou malades, au moyen de l'électricité. Les expériences pratiquées à cet égard n'ont pas encore donné de résultats suffisants pour résoudre définitivement cette question. Disons pourtant que M. Althaus a obtenu une diminution notable dans la sensibilité du nerf cubital en le soumettant, pendant un quart d'heure, à un courant centrifuge continu ou à intermittences rapides. Le professeur Richardson dit avoir produit l'anesthésie locale en associant l'électricité aux narcotiques : sa mé-

thode consiste à appliquer, sur le point qu'on veut anes-
thésier, une mixture stupéfiante qu'on recouvre d'un
disque métallique, correspondant au pôle positif d'une
pile, tandis que le pôle négatif est placé sur un point
plus ou moins éloigné du premier. La solution narco-
tique employée pour ces expériences était composée de
parties égales de chloroforme et de teinture d'aconit. On
peut encore procéder en appliquant un morceau d'é-
ponge, imbibé de la solution et recouvert d'un disque
de cuivre, à la partie supérieure d'un membre, par
exemple, après l'avoir mis en communication avec le
pôle positif d'une pile, tandis que l'autre disque qui
recouvrira une éponge humectée d'eau, sera placé à
l'extrémité inférieure de ce membre et uni au pôle négatif de la pile, de manière à établir un courant centrifuge continu, Au bout de douze à quinze minutes,
l'insensibilité doit être produite, d'après MM. Richardson et Halford.

On a voulu faire l'application de cette méthode à
lextraction des dents; MM. Francis, de Philadelphie,
Morel-Lavallée et Bygrave, dentiste, ont fait à ce sujet
des expériences qui n'ont pas été assez concluantes
pour que ce procédé opératoire prenne de l'extension;
aussi y a-t-on à peu près généralement renoncé aujourd'hui. MM. Nélaton, Fonssagrives et Morel-Lavallée ont fait usage de ce moyen ponr pratiquer quelques opérations, telles que des ouvertures d'abcès,
des ablations de tumeurs; les résultats obtenus ont
généralement été assez favorables.

Parmi les explications données du phénomène de
l'anesthésie électrique, celle de notre maître et ami
M. le professeur Édouard Robin nous paraît être la
seule qui rende un compte satisfaisant de ce qui se
passe : d'après ce savant chimiste, sous l'influence de
courants électriques suffisants, l'oxygène du sang entre
en combinaison et disparaît en totalité ou en partie,
et le sang convenablement désoxygéné n'est plus propre à entretenir la sensibilité; l'anesthésie sera alors
produite dans les parties où se trouvera le sang ainsi
modifié par le courant électrique.

Pour produire l'anesthésie, on fait usage de courants galvaniques centrifuges et continus, ou de courants d'induction à intermittences très-rapides et centrifuges. Ces courants doivent avoir une tension assez considérable.

§ VII. — Electro-chimie.

Divers essais ayant été tentés par un grand nombre d'expérimentateurs pour appliquer l'électro-chimie à la médecine, nous allons y consacrer ce dernier paragraphe.

Deux questions seulement nous occuperont ; ce sont : 1° L'introduction des médicaments dans l'organisme par l'intermédiaire des courants galvaniques ; 2° l'extraction des métaux introduits et séjournant dans le corps humain au moyen de ces mêmes courants.

Ce deux questions, si importantes au point de vue de la thérapeutique et si curieuses au point de vue de la science, ont donné lieu dans le monde savant à tant de débats contradictoires, qu'il est bien difficile, dans l'état actuel de la science, d'en donner une solution satisfaisante.

1° *Introduction des médicaments dans l'organisme.* — On sait que, dès le commencement de la découverte de la décomposition chimique au moyen du courant galvanique, on remarqua l'amas d'un corps ou d'un autre (de l'acide ou de l'alcali, par exemple), près des électrodes. Bientôt après, Berzélius et Hissinger prouvèrent que, non-seulement chaque sel est décomposé par le courant galvanique en son acide et en sa base, mais encore qu'en prenant deux sels différents ou un sel et de l'eau, la décomposition s'opère précisément de même par le transport des parties constituantes du sel aux pôles correspondants, c'est-à-dire de l'acide au pôle positif et de la base au pôle négatif. Ainsi, par exemple, en remplissant un tube de verre en forme d'U d'un côté avec de l'eau, et de l'autre avec une dissolution de chlorure de calcium, puis en fermant les deux extrémités par des bouchons, à travers lesquels passent les fils des deux pôles de la pile voltaïque, le pôle positif plongeant dans la dissolution du chlorure de calcium et le pôle négatif dans l'eau, on a observé que, près du pôle positif, s'amassait le chlore, et près du pôle négatif la chaux et l'hydrogène, et on en a conclu que la chaux avait été transportée, au travers de l'eau, du pôle positif au pôle négatif.

Cette idée du transport des parties constituantes d'un sel aux pôles correspondants, est due, à ce qu'il paraît, à H. Davy ; plus tard, elle fut confirmée aussi par MM. Faraday, Connel, Danieil, Becquerel, de la Rive, ainsi que par d'autres. Des expériences intéressantes furent faites pour prouver la théorie de Davy, et ce sont elles qui ont servi de point départ à l'imagination de quelques médecins pour l'introduction des médicaments dans le corps.

C'est ainsi que Rossi, ne trouvant pas le traitement externe par les bains et les frictions de sublimé assez efficace dans les affections syphilitiques et craignant les dangers qui résultent de l'emploi intérieur de ce médicament, voulut en diriger l'action sur certaines régions déterminées et tenta d'introduire le mercure dans le corps par la voie des courants électriques.

Avec une pile voltaïque de 30 couples, dont les interconducteurs étaient humectés d'une solution de sublimé, cet expérimentateur procéda généralement ou localement. Par le procédé galvanique général, il entendait l'arrosement des doigts avec la solution de Gardan, qu'il employait souvent avec une plus forte dose de sublimé et en touchant les deux pôles en même temps, ou l'application des deux conducteurs aux parties humectées de temps en temps de ce liquide. Sur les surfaces d'application, l'épiderme était enlevé par un vésicatoire, puis la plaque d'argent du conducteur appliquée au haut de la nuque et la plaque de zinc au bas des reins. Le procédé local consistait dans l'application des conducteurs sur la partie malade, préalablement humectée avec le liquide, de manière que le galvanisme agissait immédiatement sur la tumeur, etc.

Après Rossi, Fabré-Palaprat prétendit avoir introduit de l'iode dans le corps des scrofuleux, et les avoir guéris de cette manière lorsque la maladie avait résisté aux autres moyens.

M. Becquerel constata de l'iode autour d'une aiguille qu'il s'était enfoncée dans le bras et qui était en communication avec le pôle positif d'une pile, tandis que la main plongeait dans une dissolution d'iodure de potassium qui communiquait avec le pôle négatif ; cette substance avait donc dû traverser le bras. Dans la clinique de Breschet, en 1838, on introduisit de l'iode dans les tumeurs des glandes du cou, qui furent guéries, dit-on, par ce traitement.

Dubois-Raymond, Rognetta, Bergmann, Klenke ont aussi cité des faits à l'appui de cette manière de voir. Klenke emploie le procédé opératoire suivant : on construit une pile de Volta de 15 ou 20 éléments, on humecte le conducteur du pôle positif avec le liquide à introduire ou avec le médicament en solution, et on l'applique sur la peau intacte ; à la partie opposée, on applique le conducteur du pôle négatif, et le médicament est amené à travers le corps à la partie malade. Pour le prouver, on place sur l'un des bras une compresse imbibée avec de la teinture d'iode, et sur l'autre bras une compresse trempée dans la colle d'amidon ; on superpose sur les deux compresses des plaques en platine, et l'on met le côté où se trouve l'iode en communication avec le pôle négatif de la pile, et le côté où se trouve l'amidon avec le pôle positif, et bientôt la compresse amidonnée prend une couleur bleuâtre.

Ces expériences sont rapportées dans la *Physique thérapeutique* de M. Heidenreich.

Enfin, dans ces dernières années, M. Pirogoff est venu de nouveau soutenir ce phénomène que repoussent aujourd'hui l'immense majorité des physiciens et des médecins, et dont le charlatanisme s'est emparé pour l'exploiter au détriment de la science et de l'humanité. Nous avons publié, en 1858, dans l'*Électricité médicale* un remarquable travail fait, à ce sujet, par MM. les professeurs Pélikan et Savelieff de Saint-Pétersbourg, dans lequel ils réfutent la doctrine de l'introduction des médicaments dans l'organisme, au moyen des courants galvaniques, par des expériences sérieuses et faites avec toutes les garanties de bonne foi désirables. Ils démontrent, par exemple, en expérimentant avec une solution d'iodure de potassium, d'après les méthodes décrites par Heidenreich, Klenke, etc., que si l'on remarque réellement en quelques cas la réaction de l'iode sur la compresse amidonnée placée au pôle négatif, cette réaction dépend, non du passage de l'iode à travers le corps, mais simplement du mélange fortuit de l'iodure avec la colle d'amidon pendant les manipulations extérieures.

En présence de ces faits, nous ne pouvons qu'adopter entièrement, jusqu'à ce jour, la manière de voir de ces savants expérimentateurs.

2° *Extraction des métaux introduits et séjournant dans l'organisme, au moyen des courants galvaniques.* — M. Andrès Poey a fait sur ce sujet un travail qui a été présenté à l'Académie des Sciences dans la séance du 29 janvier 1855, par M. Dumas. Nous allons reproduire ici le résumé de cette communication.

Ce nouveau procédé, dit M. Poey, a pour but d'extraire les métaux introduits et séjournant dans l'organisme. qu'ils aient été pris, soit sous la forme de remèdes, soit par absorption dans les arts et métiers qui exigent leur emploi.

Le premier essai fut fait à New-York (Amérique), le 16 avril 1852, par M. Vergnès. Cet individu avait un ulcère dangereux, produit par l'introduction des particules métalliques, qui s'était développé sur le dessus de ses mains qu'il avait trempées sans précaution dans des dissolutions de nitrate et de cyanure d'or et d'argent employées dans la dorure et l'argenture au galvanisme par le procédé Ruolz et Elkington. Ayant plongé ses mains dans le bain électro-chimique au pôle positif de la pile, au bout d'un quart-d'heure une plaque métallique de 163 millimètres de longueur sur 109 de

largeur, en contact avec le pôle négatif, se couvrit
d'une mince couche d'or et d'argent que n'avaient pu
éliminer des mains du malade les remèdes les plus
énergiques.

La disposition de ces bains est indiquée comme il
suit : Le malade est plongé jusqu'au cou dans une baignoire métallique isolée du sol, et assis horizontale-
ment sur un banc de bois de toute la longueur du
corps, qui se trouve également isolé de la baignoire.
On acidule l'eau avec de l'acide nitrique ou de l'acide
chlorhydrique, pour l'extraction du mercure, de l'argent, de l'or, et avec de l'acide sulfurique pour le
plomb.

Le patient étant dans le bain, on met en contact une
extrémité de la baignoire avec le pôle négatif de la pile
par le moyen d'une vis, et on lui fait tenir le pôle positif, tantôt de la main droite, tantôt de la main gauche.
Le bras est soutenu par des supports en contact avec
le banc. L'extrémité du pôle positif que tient le patient
est armée d'un manche de fer massif, entouré de lin-
ges, pour diminuer l'action calorifique des courants
qui est très énergique et qui, sans cette précaution,
cautériserait les mains.

Le sujet étant placé de la sorte, le courant positif
entre par le bras droit ou gauche, circule de la tête
aux pieds, et va se neutraliser sur les parois de la baignoire. Étant isolé du contact direct du pôle négatif,
ainsi que du sol, son corps radie l'électricité dans le
bain, laquelle forme une multiplicité de courants qui
sortent de toute la surface après avoir traversé les organes internes et même les os, pour les neutraliser sur
les parois de la baignoire au pôle négatif.

M. Poey assure avoir retiré de la sorte du fémur et
du tibia d'un individu une grande quantité de mercure
qui s'y trouvait depuis quinze ans, selon l'opinion de
plusieurs médecins, ajoute-t-il.

Les atomes métalliques se déposent indifféremment
sur toute la surface des parois de la baignoire, depuis
le cou jusqu'aux pieds, et toujours avec plus d'abon-
dance vis-à-vis la partie du corps où l'on suppose que

le métal se trouve logé. M. Poey dit avoir vu , après le premier bain d'une personne qui se plaignait de douleurs aux bras, pour avoir pris du mercure, se dessiner sur la plaque négative le contour de son bras, par le seul dépôt des atomes métalliques qui provenaient sans doute de cet endroit.

Par cette nouvelle disposition , on peut former un circuit complet du pôle positif au pôle négatif, et *vice versâ* , lequel , après avoir traversé le corps et l'eau, comme simple conducteur, se neutralise au pôle contraire. C'est alors que le courant positif décompose et précipite au pôle négatif les sels métalliques qu'il rencontre sur son chemin.

Pour exécuter ces opérations, M. Poey emploie une pile de trente couples qui se rapproche de celle de Bunsen et de Grove, c'est-à-dire qu'elle participe du charbon et du platine ; par cette raison, dit-il, elle est bien plus énergique que les deux autres. Chaque couple a 40 millimètres de diamètre, sur 217 millimètres de hauteur. Le nombre des couples que l'on doit employer pour ne pas faire trop souffrir le malade, dépend de son tempérament et de l'état de la maladie. Ainsi, une personne délicate et très-nerveuse sera d'abord soumise à l'action de dix à douze couples, puis on en augmentera le nombre successivement, de cinq minutes en cinq minutes, jusqu'à ce qu'elle puisse endurer sans trop de souffrance, un plus grand nombre d'éléments ou les trente couples de la pile. La quantité d'acide à employer se trouve dans les mêmes conditions que celle des couples ; pour une personne très-nerveuse, il faut moins d'acide que pour une autre d'un tempérament lymphatique ou sanguin ; la première étant plus sensible à l'électricité que les deux autres.

La grandeur des taches métalliques varie beaucoup ; il y en a depuis l'état microscopique jusqu'à la dimension d'un petit pois.

On peut retrouver sous trois formes diverses le métal décomposé et éliminé de l'organisme : la première, directement sur les parois de la baignoire au pôle négatif ; la seconde, dans l'atmosphère de la chambre où l'on expérimente, par l'évaporation du métal due à l'action calorifique des courants ; et la troisième, après le bain, par le dépôt des atomes en suspension dans l'eau ou par l'analyse chimique de l'eau.

M. Poey cite ensuite les expériences de MM. Barauca, chimiste à la Faculté de Médecine de la Havane et C. Moiraux, chimiste français, dont les résultats viennent à l'appui de son opinion. M. Moiraux, après avoir analysé l'eau de deux bains, l'un pour un cas d'extraction du mercure et l'autre pour l'extraction du plomb, et avoir obtenu, sur 912 grammes de liquide soumis à l'analyse, dans le premier cas, un globule d'un beau brillant métallique qu'il reconnut facilement pour du mercure, et dans le second, deux globules de plomb métallique, est arrivé aux conclusions suivantes : « Ce nouveau procédé électro-thérapeutique peut être employé avec succès dans les paralysies et coliques produites par des absorptions métalliques, soit dans l'étamage des miroirs, des dorures au mercure, des peintures au blanc de plomb, des travaux des mines, soit enfin dans les infirmités provenant de l'abus du mercure ou d'un métal quelconque, pris sous forme de remède. »

Mentionnons encore que M. Gavarret raconte d'après les compte-rendus de l'Académie, que Vogel retira, par le courant galvanique, du mercure du corps d'un homme.

Ces expériences ayant été répétées en France avec des résultats contradictoires, nous attendrons, avant d'accepter les faits dont nous venons de rendre compte, et surtout l'explication qu'on en donne, que de nouvelles recherches entreprises avec toutes les garanties désirables nous permettent de juger la question en connaissance de cause.

— Nous avons voulu rapporter ici ce qui concerne l'électro-chimie dans ses applications médicales, bien que les faits sur lesquels elle repose soient loin d'être passés dans le domaine de la science positive, et cela afin que ceux de nos lecteurs qui voudraient étudier ces phénomènes, soient au courant des opinions qui existent à ce sujet, ainsi que des résultats obtenus, pour s'en faire un point de départ dans leurs investigations.

DES ACCIDENTS QUE PEUT ENTRAINER L'EMPLOI INTEMPESTIF OU MAL DIRIGÉ DE L'ÉLECTRICITÉ

L'électricité, quel que soit le mode d'administration dont on fasse usage, peut entraîner des accidents généraux ou locaux, lorsque son emploi est intempestif ou mal dirigé.

Accidents généraux. — Ces accidents, consistent dans un état névrosthénique qui se traduit par une extrême susceptibilité nerveuse, une grande impressionnabilité, de la céphalagie et quelquefois des vertiges. D'autrefois, il existe un sentiment de fatigue, de courbature, de brisement des membres. M. Becquerel dit avoir observé assez souvent la suppression des menstrues et des symptômes de congestion cérébrale.

On a aussi signalé le retour de maladies anciennes, telles que les névralgies, certaines névroses, les palpitations nerveuses, divers accidents de l'hystéries, les syncopes et le renouvellement d'hémorrhagies cérébrales avec leurs symptômes caractéristiques.

Certaines affections chroniques existant au moment de l'administration de l'électricité peuvent aussi avoir une exacerbation dans leurs symptômes : ainsi les maladies organiques de cœur, l'emphysème pulmonaire, des hémorrhagies, diverses lésions organiques.

Lorsque ces différents états existent avec une assez grande intensité, l'emploi de l'électricité devra le plus souvent être repoussé, et si dans quelques circonstances on croit pouvoir y recourir, il faudra le faire avec les plus grands ménagements.

Accidents locaux. — Nous désignons sous ce nom les accidents qui sont bornés aux parties ou aux organes soumis à l'action des courants électriques.

Dans les maladies du cerveau et de la moelle épinière, lorsqu'elles sont récentes, il y a toujours danger à faire usage de l'électrlcité ; on s'expose par là à voir survenir une agravation dans l'état du malade.

Dans les différentes espèces de paralysies, on peut, en employant des courants d'une grande énergie, comme cela a lieu malheureusement trop souvent, déterminer des douleurs qui persistent longtemps, et cela sans que l'affection qu'on voulait guérir se soit en rien améliorée.

Mais c'est surtout dans les paralysies des organes des sens qu'il y a lieu de redouter des accidents et qu'on doit agir avec la plus grande circonspection. Dans l'amaurose, par exemple, une excitation même très-faible, mais inopportune, peut suffire pour abolir à jamais la vision. M. Duchenne rappelle à cet égard un fait qui lui est personnel et dans lequel un individu qu'il électrisait pour une paralysie de la face perdit la vue pendant quelque temps, du côté opéré. Mais M. Duchenne avait employé le galvanisme qui doit être proscrit à la face, ainsi que nous l'avons dit, excepté dans les cas où il est indiqué d'agir sur la rétine, sur qui il a une action si énergique. Ce que nous venons de dire sur les yeux peut aussi s'appliquer à l'organe de l'ouïe où l'administration intempestive de l'électricité amène souvent des surdités incurables quand il n'y a que de légers bourdonnements ou quelques bruits insolites.

Enfin, dans les convulsions et les maladies convulsives, certains médecins veulent proscrire d'une manière absolue les applications électriques, sous prétexte d'exacerbation des accidents. Nous considérons cette crainte comme exagérée, et bien que les symptômes de ces affections soient analogues aux effets produits par l'électricité, il ne s'en suit pas qu'on doive renoncer à cet agent. C'est à l'opérateur à choisir le mode d'administtation convenable et à graduer avec une grande attention l'intensité du courant qui devra toujours être fort modéré.

Après avoir passé en revue les différentes applications de l'éleclricité au traitement des maladies, ses divers modes d'administration ainsi que son manuel opératoire, nous terminerons par quelques réflexions qui pourront servir de complément à ce travail.

Nous dirons d'abord, et nos lecteurs ont été à même de le juger par eux-mêmes, que les applications électro-médicales exigent, non-seulement une grande expérience du manuel opératoire, mais encore des connaissances approfondies en anatomie, en physiologie et en pathologie. Que penser alors des hommes étrangers aux sciences médicales qui ne craignent pas de manier au hasard un des agents les plus puissants de l'art de guérir ?

L'application thérapeutique de l'électricité, nous ne saurions trop le répéter, offre des difficultés qu'ont pu seuls apprécier ceux qui en ont fait une étude spéciale ; aussi les accidents occasionnés par un emploi intempestif ou mal dirigé de cet agent ne sont-ils pas rares dans la science. On ne saurait donc s'entourer de trop de précautions et choisir avec trop de discernement la méthode et le mode d'électrisation applicables suivant les affections, les tempéraments et les circonstances.

Nous constaterons que chaque jour ce fluide merveilleux étend son domaine, en même temps que ses procédés opératoires se précisent et se simplifient. Mais qu'on n'aille pas conclure d'une semblable déclaration que nous voulions en faire une panacée universelle. Loin de nous cette pensée. Nous savons trop bien que la maladie étant multiple, le remède ne peut être unique ; nous laissons à l'ignorance et à la mauvaise foi la prétention contraire.

Nous admettons trois classes parmi les affections qui réclament un traitement électrique : la première, dans laquelle l'électricité suffira seule pour ramener la santé ; la seconde, où l'électricité sera employée concurremment avec d'autres agents de la matière médicale ; la troisième enfin, dans laquelle les courants électriques ne rempliront plus qu'un rôle secondaire et seront alors mis en usage à titre d'adjuvants.

Les moyens employés concurremment avec l'électricité dans le but d'en augmenter l'efficacité, sont surtout pris dans l'hygiène, et en première ligne nous placerons les exercices méthodiques, gradués, rationnels, la gymnastique enfin, fondée sur la physiologie humaine, telle que l'a instituée avec tant de savoir et d'intelligence M. Pichery, dont elle porte le nom.

Enfin, nous ferons une dernière réflexion qui est le résultat de notre propre expérience, c'est que dans l'application thérapeutique de l'électricité, on ne doit jamais adopter d'une manière exclusive une méthode ou un mode d'électrisation; car ce serait en restreindre l'emploi, en amoindrir la valeur et renoncer à une partie de ses résultats.

FIN.

TABLE DES MATIÈRES.

FIN DE LA TABLE DES MATIÈRES.

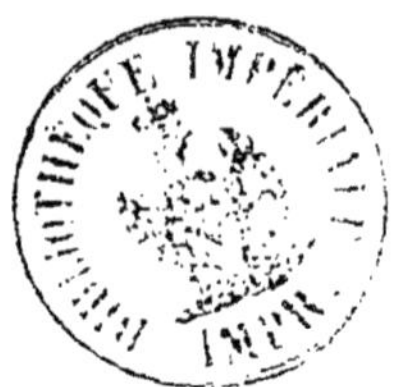

OUVRAGES DE SCIENCES

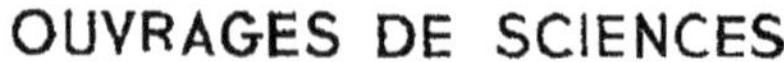

CHEZ LE·MÊME ÉDITEUR.

Lettres sur la création terrestre, ou Exposé sous forme familière des principaux faits relatifs à la constitution générale du globe et à l'économie de la nature; par M. le docteur Ph. de Filippi, professeur à l'université de Turin; traduites de l'italien par M. Armand Pommier. Un joli vol. gr. in-18, avec fig. dans le texte. Prix. 3 fr.

Corrélation des forces physiques, par W. R. Grove, Esq. membre de la Société royale de Londres ; traduite par M. l'abbé Moigno, avec des notes par M. Séguin aîné, membre correspondant de l'Institut (Académie des Sciences). — Un vol. in-8. Prix. 7 fr. 50

Leçons élémentaires d'électricité, ou Exposition concise des principes généraux de l'électricité et de ses applications ; par M. Snow Harris, membre de la Société royale de Londres ; traduites et annotées par M. E. Garnault, professeur à l'Ecole navale de Brest. Un beau vol. gr. in-18, avec fig. sur bois dans le texte. Prix. 3 fr.

Etude des lois des courants électriques, au point de vue des applications électriques ; par M. le vicomte Th. du Moncel. 1860. 1 vol. in-8. 4 fr.

Notice historique sur l'origine de l'air comprimé, considéré comme force motrice et comme agent de locomotion ; par M. Gaugain. 1 vol. in-18. 1 fr.

L'aluminium et les métaux alcalins. Recherches historiques et techniques sur leurs procédés d'extraction et leurs usages ; par MM. Ch. et Alex. Tissier, directeurs de l'usine d'Amfreville la-Mi-Voie. 1 vol. in-12, avec pl. et fig. 4 fr.

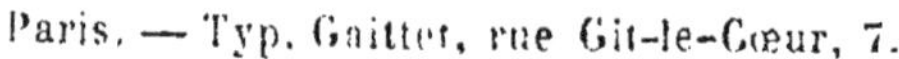

Paris. — Typ. Gaittet, rue Git-le-Cœur, 7.